Diabetiker-Backbuch

Diabetiker-Backbuch

von Edda Meyer-Berkhout und Annegret Feuerlein

humboldt

Gesundheit & Medizin

humboldt-Taschenbuch 570

Die Autorinnen:
Edda Meyer-Berkhout und Annegret Feuerlein sind erfolgreiche Kochbuch-Autorinnen. Sie schreiben als Betroffene: Beide leiden an Diabetes mellitus und wissen, wie wichtig es ist, gerade als Diabetiker das Gewicht zu reduzieren und zu kontrollieren.

Hinweise für den Leser:
Wenn in den Rezepten der Einfachheit halber nur von »Zucker« die Rede ist, so ist damit immer Fruchtzucker oder Diabetikersüße oder eine Mischung von diesen beiden Zutaten gemeint. Eventuell noch etwas Süßstoff. Niemals jedoch der handelsübliche weiße Zucker! Siehe auch Seite 15.
Jedes Rezept enthält die genaue Stückzahl sowie Gewichts- und Nährstoffangaben (Joule/Kalorien, Eiweiß, Fett, Kohlenhydrate, Broteinheiten).
Bei den Nährwertberechnungen wurden die Stellen nach dem Komma aufgerundet.
Bei Heißluftbacköfen sollten die Backtemperaturen um 20 °C reduziert werden.

Abkürzungen:

g	= Gramm	E	= Eiweiß
l	= Liter	F	= Fett
TL	= Teelöffel	KH	= Kohlenhydrate
EL	= Eßlöffel	BE	= Broteinheit
Msp.	= Messerspitze		
Pr.	= Prise		

Umwelthinweis: gedruckt auf chlorfrei gebleichtem Papier

Umschlaggestaltung: Wolf Brannasky, München
Umschlagfotos: Report Bilderdienst, München;
Fotograf: P. Eising (Vorderseite);
Fotostudio Peter Bornemann, München (Rückseite)

Druck: Presse-Druck Augsburg
Printed in Germany
ISBN 3-581-66570-0

5 * 95

Inhalt

Vorbemerkung

Als der Herrgott nach dem Sündenfall die Krankheiten »erfand«, war er offenbar etwas verwirrt. Denn wie sollten wir es uns erklären, daß beim Diabetes mellitus – zumindest im Anfangsstadium – Schmerzen und andere Krankheitssymptome fast völlig fehlen? Ein wenig Schweißausbruch, leichtes Zittern, Konzentrationsschwierigkeiten, übermäßiger Durst – das sind Begleitumstände, die uns auch sonst gelegentlich behelligen. Und das ist – leider – die Tücke für uns Diabetiker! Unsere Krankheit tut im Anfangsstadium nicht weh und läßt uns darum immer wieder übermütig werden. 80 Prozent aller Diabetiker in Mitteleuropa sind gleichzeitig übergewichtig. Hätten sie alle ihr Normalgewicht, könnten 60 Prozent der Insulinabhängigen auf die täglichen Spritzen verzichten. Und hat nicht beinahe jeder Diabetiker Tag für Tag eine kleine Ausrede, warum er sich gerade heute nicht an die vom Arzt empfohlene Diät halten kann? Leider! Denn das Sprichwort »Einmal ist keinmal« stimmt in unserem Fall überhaupt nicht. Bei jeder übermäßigen Kalorienaufnahme, bei jedem Überangebot von Kohlenhydraten, insbesondere in leicht abbaubarer Form, werden Nerven- und Körperzellen nachweislich geschädigt. Und das Ergebnis dieser kleinen täglichen Sünden können wir mit Schrecken in ärztlichen Sprechstunden und Kliniken sehen: nichtheilende Wunden, brandige Füße, amputierte Gliedmaßen, Sehstörungen. Und dann fragt sich zu recht so mancher Patient, was sein Leben noch wert sei. Er kann weder laufen noch sehen und ist durch Insulingaben und geregelte Nahrungsaufnahme an einen so festen Stundenplan gebunden, daß er sich eigentlich nicht mehr aus dem Haus oder der Klinik fortbewegen kann.

Lieber Mitdiabetiker:
DAS MUSS NICHT SEIN!

Wir Autorinnen, die wir das Problem am eigenen Leib erfahren, haben es unsererseits erprobt. Es gehört nur etwas Einsicht und Selbstdisziplin, ein wenig Wissen sowie eine Hilfestellung in Form eines zuverlässig erprobten Koch- und Backbuches dazu – dann kann man sehr gut mit dem Diabetes leben und sein Gewicht unter Kontrolle halten. *Mit der Völlerei ist es aber ein für allemal vorbei.* Ist das wirklich so schlimm? Gibt es nicht Werte im Leben, die weit höher einzuschätzen sind? Freuen Sie sich, daß Sie sich bewegen *müssen!*

Wandern Sie und beobachten Sie dabei unsere schöne Welt! Erlernen Sie eine für Sie neue Sportart wie Tennis, Reiten, Segeln oder ähnliches! Schwimmen Sie und treiben Sie Gymnastik! Dazu muß man nur erst den inneren Faulpelz überwinden, später wird die Freude an der Bewegung und am Wohlbefinden groß sein.
Vielleicht gründen Sie auch mit anderen Diabetikern aus Ihrem Wohnbezirk einen kleinen Klub, in dem Sie regelmäßig Ihre Erfahrungen und Rezepte – möglicherweise sogar Ihre Kuchenproben austauschen! Und natürlich müssen Sie sich konsequent an die Eßregeln halten. Dieses Buch möchte Ihnen dabei helfen.
Wir haben unsere Rezepte alle nochmals genau getestet und ausgewogen, damit Sie die Größe der Gebäckstücke auch kontrollieren können. Halten Sie sich bei den zu den jeweiligen Mahlzeiten verzehrten Brotquantitäten, Kuchenstücken und Plätzchen bitte genau an Ihren vom Hausarzt vorgegebenen Fahrplan. *Auch die kleinste Abweichung schadet!*

Damit Sie nicht tagelang immer das gleiche essen müssen, haben wir dazu vermerkt, wo die Voraussetzungen zum Gefrieren besonders günstig sind. In der Mehrzahl der Fälle wird ohnehin der Diabetiker nicht allein am Tisch sitzen. Die übrigen Familienmitglieder werden überwiegend problemlos mit in den Beköstigungsplan eingegliedert. Für die gesunden Kinder können Sie das süße Gebäck durch Überstreuen mit Puderzucker oder Bepinseln mit Zuckerguß in Teilportionen mit den für dieses Lebensalter notwendigen Kohlenhydraten anreichern.

Dem häufig zu dicken Partner des Diabetikers hingegen wird diese Kostform ebenfalls guttun, da er das Gewicht dadurch reduzieren kann. Paßt er sich an die regelmäßige Zeitfolge hinsichtlich der Nahrungsaufnahme des Diabetikers an, so wird der Normalköstler nicht mehr wie früher nach längerer Pause vom Heißhunger überfallen – die so schädliche und immer zu kalorienreiche Riesenportion entfällt. Diese enormen Kalorienberge sind es, die auf die Dauer uns *allen* schaden!

Und hier erkennen Sie spätestens, warum dieses Buch nicht allein für Diabetiker, sondern auch für Übergewichtige geschrieben wurde, unsere liebenswerten rundlichen Mitbürger, die das Leben und das gute Essen so lieben. Wir wissen, wie schwer es für diese Menschen ist, ihre Gier unter Kontrolle zu bringen. Wir wissen auch, daß Appelle von der Außenwelt wenig oder gar nichts ausrichten, solange die Dicken nicht selbst davon überzeugt sind, daß Gewichtsabnahme ihnen ein längeres und besseres Leben mit größerer Beweglichkeit verheißt. Erst muß die innere Einsicht erfolgen, dann können wir Hilfen von außen geben.

Als erstes muß konsequent auf jeglichen Zucker verzichtet werden. Es dauert erfahrungsgemäß zunächst einige Wochen, bis die Sucht gestillt ist. Reichliche Gemüsegaben während dieser Zeit sind sinnvoll. Die Erfahrung zeigt, daß bald das Bedürfnis, süße Sachen zu essen, wesentlich nachläßt. Reichlicher Zuckerkonsum, beispielsweise auch in Form von Schokolade, erzeugt eine ähnliche Sucht wie Alkohol oder Zigaretten.

Der folgende Schritt ist die Reduzierung der Nahrungsmittelmengen. Das gelingt leichter, wenn statt täglich drei Mahlzeiten fünf oder sechs kleine aufgenommen werden. So hat der Magen immer etwas zu tun, der tückische Heißhunger, der zu übermäßiger Nahrungsaufnahme führt, bleibt aus. Diese Maßnahme können wir unterstützen, wenn wir statt geschältem Reis, weißen Nudeln oder hellen Brotsorten die Kohlenhydrate in einer schwerer zu verarbeitenden Form zu uns nehmen: unpolierter Reis, Vollwertmehl-Teigwaren und Brot und Gebäck aus Getreidekörnern, deren kostbare Umhüllung nicht an Schweine verfüttert wurde. So gelangen die Nährstoffe langsamer in die Blutbahn, dafür aber in gleichmäßigerem Rhythmus. Nicht nur das. Die so kostbaren Vitamine und Mineralstoffe, für ein gesundes Leben unumgänglich, werden reichlich zugeführt und ausgenutzt. Ähnliches gilt auch im Hinblick auf den Zucker. Statt des rasch resorbierbaren Zuckers aus Zuckerrüben oder Zuckerrohr verwenden wir den aus Früchten gewonnenen Fruchtzucker, außerdem Diabetikersüße; aber auch diese Produkte nur in Maßen, enthalten sie doch ebenso viele Kalorien wie der übliche Weißzucker. Das Bedürfnis nach Süßem wird durch Süßstoff ausgeglichen, insgesamt jedoch bewußt reduziert.

Wer sich diese Tatsachen klarmacht, wird auch verstehen, warum dieses Backbuch nicht nur für Diabetiker, sondern auch für Übergewichtige und für alle Menschen, die gerne gesund leben möchten, geschrieben wurde.

Wir sind uns unserer Verantwortung voll bewußt und haben darum alle Rezepte gewissenhaft erprobt. Bei unserer Auswahl hoffen wir, allen Geschmacksrichtungen gerecht zu werden. Nur eine genaue Befolgung der Anweisungen garantiert die gewünschten Ergebnisse. Darum haben wir die Gebäcke auch gewogen, so daß Sie beim späteren Teilen nachprüfen können, ob Sie alles richtig machten. Mit *ungefähren* Joule-, Kalorien- oder Nährstoffwerten darf sich kein Diabetiker zufriedengeben. Deshalb haben wir unsere Gebäckarten auch mengenmäßig so berechnet, daß Sie beim Teilen nach unseren Anweisungen immer Portionen erhalten, die ganzen, mindestens aber halben Broteinheiten entsprechen. Lange Rechnereien hinsichtlich Ihres Tagesbedarfes entfallen daher. Insbesondere bei den kleinen Zwischenmahlzeiten wird Ihnen das eine große Hilfe sein.

Wir hoffen von Herzen, daß dieses Buch dazu beiträgt, der großen Gruppe von Diabetikern und Übergewichtigen eine wirkliche Hilfe zu sein. Brot, Kuchen, Torten und Gebäck, nach unseren Rezepten hergestellt und kontrolliert verzehrt, mögen allen Genießern schmecken und dabei auch deren Gesundheit förderlich sein.

Edda Meyer-Berkhout
Annegret Feuerlein

Tips und Tricks zum Backen und Aufbewahren

ABC der Zutaten

Backpulver: ist eine industriell gefertigte Mischung aus Natron, einem Säureträger und Trennmitteln, zumeist Stärke. In einem Päckchen sind 4 gestrichene Teelöffel enthalten, die mindestens 2 g wirksame Kohlensäure während des Backens abgeben. Damit kann ein Teig von 500 g Mehl gelockert werden. Nach Möglichkeit gut mit dem Mehl vermischen. Den Teig nicht zu lange in der warmen Küche stehen lassen, sondern bald abbacken.
Butter: gibt dem Gebäck einen besonders feinen Geschmack und wird darum auch gerne zum Ausfetten der Formen genommen. Ob Sie Butter oder Margarine verwenden, hat auf den Kaloriengehalt keinen Einfluß. Welches Produkt gesünder sei, darüber gehen die Meinungen auseinander. Der Preis hochwertiger Margarinesorten entspricht beinahe dem der deutschen Landbutter, einer Qualität, die zum Backen absolut ausreicht. Marken- und Molkereibutter sind dagegen teurer.
Buttermilch: kann bei unseren Rezepten anstelle von Voll- oder Magermilch verwendet werden und gibt Brot und Gebäck einen angenehmen, feinsäuerlichen Geschmack. Der Fettgehalt ist geringer.
Diabetikersüße: kommt unter verschiedenen Firmenbezeichnungen in den Handel. Sie besteht aus Sorbit und Süßstoff. Im Gegensatz zum normalen Zucker wird Diabetikersüße langsamer abgebaut, erzeugt jedoch die gleiche Menge Kalorien. 12 g Diabetikersüße entsprechen einer Broteinheit. Bei unseren Rezepten haben wir uns oft entschlossen, eine Kombination von Diabetikersüße und Fruchtzucker zu verwenden.
Ei: Grundsätzlich verwenden wir Normeier der Gewichtsklasse 3, die zwischen 60 und 65 g schwer sind. Nur so kann ein gleichmäßiges Backergebnis garantiert werden. Zwischen Eiern der Gewichtsklasse 1 und 6 liegt eine Differenz von 33 Prozent! Die Gewichtsklassen werden stets auf der Verpakkung angegeben.
Fruchtzucker: Dieser Zucker wird ebenfalls unter verschiedenen Firmenbezeichnungen in Packungen in Supermärkten und Reformhäusern verkauft. Beim Backen bräunt das Gebäck schneller als bei Normalzucker. Wir verwenden häufig eine Kombination von Diabetikersüße und Fruchtzucker, dazu gelegentlich noch etwas Süßstoff. Wie Diabetikersüße erzeugt auch Frucht-

zucker Kalorien. 1 g Fruchtzucker enthält 4 Kalorien, 12 g entsprechen einer Broteinheit.

Hefe: wird frisch und als Trockenhefe verkauft. Frische Hefe verdirbt rasch, kann aber tiefgekühlt werden. Für 1 kg Mehl braucht man in der Regel 40 g Hefe oder 2 Beutel Trockenhefe. Was die Verarbeitung von Hefe anbelangt, sollten Sie die Ausführungen vor dem Brotkapitel lesen. Es ist nämlich gar nicht immer unbedingt nötig, ein sogenanntes Hefestück anzusetzen. Für Brotteige halten Sie sich genau an die angegebenen, oft geringen Mengen; sonst krümelt das Brot.

Haselnüsse: enthalten erstaunlich viel Kohlenhydrate: 100 g entsprechen 1,14 BE. Weit tückischer ist aber der Fettgehalt von 61 Prozent, darum machen sie auch Dicke noch dicker! Nur mit Maßen verwenden. Damit der Geschmack intensiviert wird, nach Möglichkeit vor dem Zerkleinern so lange im heißen Backofen rösten, bis sich die braunen Häutchen eben zu lösen beginnen. Auf ein Geschirrtuch geben, kräftig reiben, dann aus dem Küchenfenster die Häutchen in den Wind pusten.

Honig: ist wegen der schnellen Resorbierbarkeit des darin enthaltenen Zukkers in der Regel für Diabetiker streng verboten. Auch Übergewichtige sollten bei Honigkuchenteigen Zurückhaltung üben.

Joghurt: Da der Fettgehalt beim Backen keinen Einfluß auf das Ergebnis hat, verwenden wir grundsätzlich Magerjoghurt. Rezepte, bei denen früher saure Sahne genommen wurde, werden gegenwärtig oft erfolgreich mit Joghurt abgewandelt, was natürlich Kalorien spart.

Kakao: Wählen Sie geschmacksintensive, dunkle Sorten, auf keinen Fall Schokoladenpulver, das aus Kakao, Trockenmilch und natürlich reichlich Zucker besteht.

Käse: Neben dem klassischen italienischen Parmesan verwenden wir zum Backen Emmentaler, Sbrinz, Edamer und Gouda. Wichtig ist, daß die Käse nicht zu jung und etwas ausgetrocknet sind, so daß sie fein gerieben werden können und keine schmierige Konsistenz haben. Eventuell mehrere Käsesorten mischen. Käsegebäck nicht zu dunkel backen, weil es sonst bitter wird.

Kokosflocken: sollten möglichst frisch geraspelt verwendet werden. Alte Ware wird infolge des hohen Fettgehalts schnell ranzig.

Korinthen: sind getrocknete, beinahe schwarze Beeren einer griechischen Traubenart. Wegen des Traubenzuckergehalts nur in geringsten Mengen, besser gar nicht verwenden.

Mandeln: werden zum Schälen mit kochendem Wasser überbrüht. Sie sollten vor dem Reiben trocknen, sonst wird die Masse leicht ölig und schmierig. Was das Rösten betrifft, siehe unter »Haselnüsse«.

Margarine: gibt es in unterschiedlichen Qualitäten, natürlich zu unterschiedlichen Preisen zu kaufen. Sparen Sie hier nicht am falschen Ende! Achten Sie beim Einkauf auf Markenware mit einem hohen Anteil an ungesättigten Fettsäuren, die aus pflanzlichen Fetten hergestellt wurde. Sie wird oft als »Diätmargarine« bezeichnet. Lesen Sie die Erklärungen auf den Verpackungen. Margarine und Butter haben beinahe den gleichen Nährwert, beim Backen sind sie austauschbar.

Milch: Darunter verstehen wir in der Regel Vollmilch mit 3,5% Fettgehalt, kann bedenkenlos durch solche von 1,5% oder Magermilch, notfalls auch durch Wasser ersetzt werden, wenn weitere Kalorien gespart werden sollen.
Orangeat: wird durch Zuckern aus Orangenschale gewonnen und wird darum, genau wie Zitronat, in der Backstube des Diabetikers nicht gerne gesehen.
Orangenschale: von ungespritzten Früchten kann bedenkenlos zum aromatisieren von Kuchenteigen verwendet werden. Orangensaft muß dagegen berechnet werden, da er Fruchtzucker enthält.
Puderzucker: wird aus Rohr- oder Rübenzucker gewonnen und ist für uns verboten. Zum Bestäuben von Kuchen und Kleingebäck behelfen wir uns mit geringen Mengen Diabetikersüße.
Quark: sollte als besonders wertvoller Eiweißlieferant möglichst oft verarbeitet werden. Magerquark liefert lediglich Eiweißkalorien, ist aber leider oft recht wässerig, so daß die Teige naß und klebrig werden. Darum am Abend zuvor auf ein Sieb geben, welches mit einem feinen Geschirrtuch ausgelegt wurde. Dann tropft die überschüssige Molke ab. Sehr gute Ergebnisse erzielten wir mit Schichtkäse.
Roggenmehl: gibt es neuerdings nicht nur in Reformhäusern, sondern auch in Supermärkten zu kaufen. Aber mit der eigenen Mühle frisch gemahlen oder geschrotet ist es am allerbesten. Je höher die Typenzahl, um so größer ist der Anteil an Mineralstoffen und Vitaminen.
Sahne: als Frischware ist dauerkonservierter Ware vorzuziehen. Weil 1 Becher Sahne von 200 g bei einem Fettgehalt von 30% unseren Tagesfettbedarf deckt, dürfen wir Sahne nur sehr zurückhaltend konsumieren.
Salz: Besonders günstig ist jodiertes Speisesalz. In ganz geringen Mengen gibt es auch süßem Gebäck und Süßspeisen den berühmten geschmacklichen Pfiff. Für Brotteige ist es eine unerläßliche Zugabe. 2 knapp gestrichene Teelöffel Salz pro 500 g Mehl gelten als Norm, natürlich kann die Menge nach persönlichem Geschmack verändert werden.
Sauerteig: gibt es industriell abgepackt als pastenartige Masse und als Pulver in Reformhäusern zu kaufen und dient vorzugsweise zur Lockerung von Roggenmehlteigen. Kann mit Hefe kombiniert werden. Siehe auch Einleitung vom Kapitel »Brot«.
Schokolade: darf wegen des hohen Fettgehalts nur mäßig verwendet werden. Diabetikerschokolade enthält anstelle des normalen Zuckers Fruchtzucker und Sorbit, läßt darum die BE-Werte hochschnellen. Die Ansicht, daß bittere Schokolade wesentlich kalorienärmer als Vollmilchware sei, ist falsch.
Speisestärke: wird unter verschiedenen Firmennamen gehandelt und aus Weizen, Mais oder Reis gewonnen. Es handelt sich um reine Kohlenhydrate. Beim Backen machen sie die Teige sandig. Der im Mehl enthaltene eiweißhaltige Kleber, für die Lockerung unerläßlich, fehlt vollkommen.
Sultaninen: im Volksmund oft als Rosinen bezeichnet, sind durch den Traubenzuckergehalt für Diabetiker schädlich.
Süßstoff: ist unter verschiedenen Firmenbezeichnungen in flüssiger Form oder als Tabletten erhältlich. Besteht aus Saccharin, Natriumcyclamat oder

einer Kombination beider Produkte. Mischpräparate sind erfahrungsgemäß am besten verträglich; Natriumcyclamate sind zwar teurer, haben aber die besseren Backeigenschaften. In der Regel entspricht 1 TL flüssiger Süßstoff etwa 60 g Zucker.
Vanille: gibt dem Gebäck einen feinen Geschmack. Wir verwenden ausschließlich die natürliche Vanilleschote, deren schwarze Körner aus den Schoten geschabt werden. Die aufgeschlitzten Schoten können in einem Glas mit Fruchtzucker aufgehoben werden, dieser nimmt das feine Aroma an. Vanillin ist künstliches Aroma.
Walnüsse: werden ähnlich wie Haselnüsse verarbeitet.
Weizenmehl: wird normalerweise mit der Type 405 gehandelt. Bei der etwas bräunlich aussehenden Sorte 1050 ist der Gehalt an Vitaminen und Mineralstoffen durch den höheren Anteil an Außenschichten des Getreidekorns wesentlich höher, beim Vollkornmehl oder -schrot, auch als Grahammehl im Handel, am allerhöchsten. Brot und Gebäck aus diesen Mehlsorten sind darum wesentlich vollwertiger. Für den Übergewichtigen und Diabetiker kommt dazu der Vorteil, daß die Kohlenhydrate langsamer abgebaut werden, das Insulin dadurch auch gleichmäßiger beansprucht wird. Außerdem haben diese Vollwertmehle günstige Einflüsse auf die Verdauung.
Zitronat: durch Zuckerung haltbar gemachte Früchte der Cedrat-Zitrone; wird ebenso wie das Orangeat nicht gerne in der Backstube für Diabetiker gesehen.
Zitronenschale: von ungespritzten Zitronen gewonnen, ist ein willkommener Aromalieferant. Leider sind ungespritzte Früchte nicht immer zu haben. Eventuell die feingeriebene Schale mit Fruchtzucker mischen und in einem Marmeladenglas aufheben. Neuerdings gibt es industriell abgepackte Naturware unter der Bezeichnung »Zitronenaromat«.
Zucker: der aus Zuckerrohr oder Zuckerrüben gewonnen wird, ist für Diabetiker absolut verboten und für Übergewichtige ebenfalls nicht zu empfehlen! Wenn wir in unseren Begleittexten der Kürze wegen »Zucker« schreiben, so meinen wir damit Fruchtzucker, Diabetikersüße oder ein Gemisch dieser beiden Zutaten.

Was Sie über Kuchenformen und das Portionieren wissen sollten

Es lohnt die Mühe, sich einmal in Muße über das gegenwärtige Angebot verschiedener Backformen gründlich zu orientieren. Wieviel Unsinniges wird für den Haushalt angeschafft! Wie traurig und oft gar verrostet sehen dagegen in vielen Küchen die Kuchenformen aus. Das angebotene Sortiment ist bemerkenswert. Neben den traditionellen Napfkuchen- und Springformen in unterschiedlichen Größen gibt es Kastenformen verschiedener Längen, dazu eine Vielzahl von runden und eckigen Formen, deren Oberflächen so gerippt sind, daß die exakte Teilung nicht schwerfällt. Gerade solche Formen möchten wir unseren Bäckerinnen empfehlen, legen wir doch auf das genaue Teilen und kontrollierte Essen besonders großen Wert. Unsere neuen

Kuchenformen haben dazu den Vorteil, meistens mit einer kunststoffbeschichteten Oberfläche ausgestattet zu sein. Somit brauchen wir die Formen kaum zu fetten und müssen trotzdem nicht befürchten, daß die Kuchen oder Brote sich nicht aus der Form lösen. Es handelt sich zwar nur um eine geringe, jedoch nützliche Kalorienersparnis. Besondere Beachtung sollten auch die kleinen Portionsförmchen finden, die in verschiedenen Ausstattungen zu haben sind. Kaufen Sie nach Möglichkeit gleich ein volles Dutzend davon ein. Sie haben dann die Möglichkeit, beispielsweise Rührteige entsprechend der Broteinheitswerte portioniert einzufüllen.
Was nach dem Backen nicht gleich verzehrt wird, kann für später gefroren werden. Außerdem gibt es Muldenbleche, mit deren Hilfe ein halbes Dutzend Küchlein gebacken werden können. In Fachgeschäften werden zusätzlich Pergamentförmchen angeboten, mit denen die Vertiefungen ausgelegt werden. Belassen Sie bis zum Verzehr die fertigen Küchlein in ihrer Umhüllung. Bei unseren Rezepten finden Sie stets genaue Angaben, in wie viele Stücke das fertige Brot oder die Torte geteilt werden sollte.
Sie sollten sich wirklich einmal die Mühe machen, das fertige Brot mit dem Lineal auszumessen und die Dicke der Scheiben genau festzulegen. Dann können Sie nämlich auf die Waage verzichten. Einen runden Kuchen in 12 oder 16 Stücke zu teilen, fällt den meisten Hausfrauen nicht schwer. Zunächst wird die Torte geviertelt, dann jedes Viertel in drei oder vier Stücke geschnitten. Schwieriger ist das Teilen in fünf oder zehn gleichmäßige Stücke. Stellen Sie sich dabei Ihre Armbanduhr vor. Markieren Sie auf dem Kuchen die Zeigerstellung von 12, 24, 36, 48 und 60 Minuten. Nun haben Sie fünf gleichmäßige Stücke. Wenn Sie diese noch einmal in der Mitte teilen, entstehen zehn gleichmäßige Stücke.
Pizza oder Hefekuchen, die auf einem großen Backblech gebacken werden, sollten ebenfalls genau geteilt werden. Bei 16 Stücken erfolgen jeweils drei Schnittlinien in der Länge und Breite. Bei 20 Stücken wird der Kuchen zunächst in vier Streifen geteilt, dann schneidet man eine größere und eine kleinere Hälfte. Die kleinere wird in der Mitte einmal durchgeschnitten, die größere Hälfte hingegen gedrittelt. Und wenn Sie 24 Stück haben möchten, schneiden Sie die Kuchenplatte zunächst in vier Streifen, teilen Sie dann einmal in der Mitte quer durch. Nun wird jede Hälfte gedrittelt.
Am besten machen Sie sich einmal mit Hilfe eines Stückes Papier und eines Bleistifts die Mühe, alle diese Möglichkeiten theoretisch durchzuprobieren, dann wissen Sie für die Praxis ein für alle Male Bescheid.

Brot, Kuchen und Kleingebäck richtig aufbewahren

Kein Zweifel, gerade abgekühltes, also ganz frisches Brot schmeckt vorzüglich. Insbesondere Weißbrot verliert schon wenige Stunden nach dem Backen an Wohlgeschmack. Doch wissen wir alle, daß der Sättigungsgrad von abgelagertem Brot wesentlich größer ist, das Brot hält länger vor. Wir werden nicht so bald wieder hungrig. Und das ist ein wesentlicher Gewinn für alle Übergewichtigen und Diabetiker. Es gilt, das richtige Maß zu finden. Im

größeren Haushalt ist ein normales Brot so schnell aufgegessen, daß die normale Aufbewahrung im Brotkasten oder dem bäuerlichen Steintopf absolut ausreicht. Geben Sie das Brot bitte nicht in den Kühlschrank. Infolge der dort herrschenden Temperatur von rund +8° wird es nämlich dort schneller altbacken als bei normaler Küchentemperatur.
Im Kleinhaushalt oder in Fällen, wo an einem Tag aus Rationalisierungsgründen größere Brotmengen gebacken werden, ist das Gefriergerät eine enorme Hilfe. Hier gelten folgende Regeln: Brot sollte nach Möglichkeit im lauwarmen Zustand sorgfältig verpackt eingelagert werden. Wird es zuvor in Stücke portioniert, gefriert es schneller, taut auch schneller auf, was der Qualität zugute kommt. Für die Verpackung bieten sich dicke Alufolie, gefriergeeignete Plastikfolie oder Plastikbeutel mit guten Verschlüssen an. Verzichten Sie nicht auf eine korrekte Beschriftung und notieren Sie nach Möglichkeit auch gleich das einer Broteinheit entsprechende Gewicht des fertigen Produkts auf das Etikett. Es ist ja beim Rezept notiert. Sie brauchen dann später nicht mehr nachzusehen!
Zum Auftauen nehmen Sie das Brot am besten am Abend vor dem Verzehr aus dem Gefriergerät und wickeln es aus der Verpackung, damit eventuell auftauende Eiskristalle die Kruste nicht aufweichen. Mit einem Tuch abdekken, so trocknet es nicht aus. In eiligen Fällen ist das Mikrowellengerät eine gute Hilfe. Doch sind nur wenige Haushalte damit ausgestattet. Für die Auftauzeiten richten Sie sich nach den Herstellerangaben. Denken Sie aber unbedingt daran, daß die Aluminiumumhüllung auf jeden Fall zuvor entfernt werden muß. Brot in Plastikumhüllung kann verpackt in den Mikrowellenherd gelegt werden.
Gefrorene Brotscheiben können sehr gut im Toaster aufgetaut und gleichzeitig geröstet werden. Der Erfolg ist verblüffend. Natürlich können Sie die Scheiben auch unter den Grill legen. In den beiden letzten Fällen muß das Brot aber unmittelbar nach dem Auftauen und Rösten verzehrt werden.
Was für Brot gilt, ist im allgemeinen auch für Kuchen gültig. Natürlich kann man für ein Fest oder eine Einladung einen ganzen Kuchen einfrieren. Er braucht je nach Dicke 3 bis 12 Stunden zum Auftauen bei normalen Temperaturen. Oft ist es günstiger, den Kuchen vor dem Gefrieren zu portionieren. Dann können später die gewünschten Stücke entsprechend dem Bedarf entnommen werden. Sie haben damit auch die Möglichkeit, zwei gleichartige Kuchen, einen mit normalem Zucker, einen mit Diabetikersüße, Fruchtzucker oder Süßstoff zu backen. Beide portioniert einfrieren. Dem Diabetiker wird später gar nicht bewußt, daß er etwas anderes bekommt als die übrigen Familienmitglieder. Genaues Kennzeichnen der Portionen ist natürlich unerläßlich.
Auch Kleingebäck hält sich durch sorgfältiges Verpacken länger frisch. Wird es zusätzlich noch gefroren, schmeckt es auch nach zwei Monaten wie frisch aus dem Ofen. Damit es nicht zerbricht, am besten in der Metalldose ins Gefriergerät geben. Zwar kostet das etwas mehr Platz, aber das ist besser, als später Krümel essen zu müssen.

Brot, Brötchen, Pasteten und vieles mehr

Brot aus dem eigenen Ofen

In jedem Supermarkt und Bäckerladen wird uns eine Vielzahl von Brotsorten angeboten; da mag es unsinnig erscheinen, selbst Brot zu backen. Wer die Zutaten und den Energie- und Zeitaufwand berechnet, wird nüchtern feststellen, daß der finanzielle Gewinn unerheblich ist. Und dennoch: wir meinen, es lohnt sich! Hat man erst einmal etwas Routine und macht man sich frei von der althergebrachten Arbeitsmethode, Hefeteig mit einem »Dampfel« zuzubereiten, dann wird der Zeitaufwand immer geringer. Der Erfolg ist eines der schönsten Küchenerlebnisse. Wie gut duftet es, wie hübsch sehen die frischgebackenen Brote aus. Möchten Sie, daß die Brote schön glänzen? Dann kochen Sie ein dünnes Breichen aus Speisestärke und Wasser und bepinseln Sie die heißen Brote damit! So, wie zwischen einem gekauften und einem selbstgebackenen Kuchen ein Unterschied besteht, so gibt es auch einen Unterschied zwischen einem gekauften Brot und einem selbstgebackenen Brot. Mir sagte einmal ein Besucher: »Du darfst dich nicht wundern, wenn wir so gerne und soviel Brot bei dir essen, denn dein selbstgebackenes Brot ist zu verführerisch.« Welche Hausfrau würde sich darüber nicht freuen!

Hefe ist ideal zur Lockerung von Teigen aus Weizenmehl, kann aber auch für Roggenmehl, soweit es fein vermahlen wurde, gebraucht werden. Ein zu hoher Hefeanteil macht das Brot krümelig. Frische oder Trockenhefe wird neuerdings zu Beginn mit Milch, etwas Zucker, Salz und Gewürzen verschlagen, dann geben wir das Mehl zu. Der Teig wird ausgeformt, auf das Blech oder in die Form gelegt – erst jetzt lassen wir ihn gehen. Hat man es eilig, so stellt man ihn an einen warmen Ort. Wer ihn spätabends in den Kühlschrank stellt, kann am folgenden Morgen gleich in der Früh das Brot in den Ofen schieben.

Sauerteig eignet sich vornehmlich für Roggenmehlteige. Er wird gelegentlich auch mit Hefe kombiniert. In Reformhäusern bekommen wir Sauerteig fix und fertig in Plastikbeuteln, die Menge eines Beutels reicht für 1 kg Mehl. Wir erzielten auch gute Ergebnisse mit Sauerteigpulvern, deren Anwendung ebenfalls nicht schwierig ist. Sauerteig kann man theoretisch zwar auch selbst bereiten, doch ist das Verfahren recht umständlich, und die genaue Einhaltung der Temperaturen ist nicht gerade leicht. Meist ist der Aufwand zu groß, das Ergebnis unbefriedigend.

Backen sie nach Möglichkeit Ihr Brot aus Vollkornmehlen. In Supermärkten und Reformhäusern wird das Angebot dank steigender Nachfrage immer umfangreicher. Am besten mahlen Sie das Korn selbst mit Hilfe einer elektrischen Mühle. Es enthält dann alle Nährstoffe, Mineralien und Vitamine. Bei industriell gefertigten Broten werden meistens die Keime und fetthaltigen Getreideumhüllungen entfernt, weil das darin enthaltene Fett schnell ranzig wird.

Beim Heißluftherd entfällt langfristiges Vorheizen, leider bräunen die Brote aber nicht so gut. Aus diesem Grunde sollte man nicht zu viele Brote gleichzeitig darin abbacken.

Gute Erfahrungen machten wir, wenn wir einige große Schamottsteine in den Backofen legten. Sie wurden mit reichlich heißem Wasser benetzt, ehe die Brote daraufgelegt wurden.

Eine Tasse oder ein feuerfestes Näpfchen mit Wasser sollte überhaupt immer zu Beginn des Backvorgangs in den Ofen gestellt werden, dann wird das Brot nicht trocken, die Kruste aber köstlich. Sie können das Wasser auch auf den Boden des Elektroherdes gießen, nicht jedoch auf den vom Gasherd; die Flamme könnte verlöschen. Den Garzustand erkennt man durch Einstechen mit einer langen Nadel. Gares Brot löst sich von selbst aus der Form! Wenn Sie an das Brot klopfen, klingt es hohl.

Sonntagszopf

15 Scheiben von je 45 g

Pro Scheibe: 613 Joule/144 Kalorien, 5 g E, 4 g F, 24 g KH, 2 BE

475 g Weizenmehl Type 405, 2 gestrichene TL Salz, 2 EL Öl (à 12 g), 1 Ei (Gew.-Kl. 3), 1 Eiweiß, 20 g Hefe oder 1 Päckchen Trockenhefe, ¼ l Milch (250 g)

Zum Bestreichen: 1 Eigelb, 2 EL Wasser

Sorgfältig das Mehl mit dem Salz vermischen. Öl, Ei, Eiweiß und die mit einem Teil der leicht angewärmten Milch verrührte Hefe daruntergeben. So viel der restlichen Milch beifügen, daß ein weicher, geschmeidiger Hefeteig entsteht. Wenn Sie den Teig mit der Maschine kneten, muß die Flüssigkeitsmenge wahrscheinlich etwas erhöht werden.

Die Teigkugel in eine Schüssel legen, die Oberfläche mit Wasser bepinseln. Plastikfolie oder einen Deckel auflegen. Den Teig am besten über Nacht in den Kühlschrank stellen. Bei dieser Methode wird der Zopf besonders feinporig. Wenn Sie es aber eilig haben, stellen Sie die Schüssel an einen warmen Ort. Der Teig sollte sein Volumen verdoppeln.

Den aufgegangenen Teig in vier Stücke teilen, jeweils in einen langen Strang von 60 cm ausformen und zu einem Viererzopf verflechten. Auf ein mit Backtrennpapier versehenes Backblech legen, den Zopf auf die Länge von 45 cm zusammendrücken.

An warmer Stelle nochmals 20 bis 30 Minuten gehen lassen. Das Eigelb mit Wasser verschlagen, den Zopf damit bepinseln.
Auf der zweiten Schiene von oben im vorgeheizten Backofen bei 220°C in 40 Minuten goldbraun backen. Nach 10 Minuten die Hitze auf 200°C reduzieren. Den Garzustand mit einem Hölzchen prüfen. Den Zopf herausnehmen und auf einem Rost auskühlen lassen.

Erkaltet in 15 Scheiben von jeweils ca. 3 cm Stärke schneiden.
Tips: Wenn Sie einen Teil des Zopfes einfrieren wollen, sollten Sie ihn zunächst in Scheiben schneiden, so daß Sie später auch einzelne Scheiben dem Gefrierschrank entnehmen können. Zur Abwechslung kann der Zopf vor dem Backen mit Mohn oder Sesamsamen bestreut werden.

Mischbrot

40 Scheiben von je 40 g

Pro Scheibe: 352 Joule//82 Kalorien, 3 g E, 2 g F, 12 g KH, 1 BE

350 g Roggenbackschrot Type 1800, 350 g Weizenbackschrot Type 1700, 3 gestrichene TL Salz, 50 g geschälte Sonnenblumenkerne, 100 g ungeschälte Sesamsamen, 2 EL Korianderpulver, 20 g Hefe oder 1 Päckchen Trockenhefe, 75 g Fertigsauerteig, ca. ½ l lauwarmes Wasser (500 g)

Zunächst die beiden Backschrotsorten gründlich mit dem Salz, den Sonnenblumenkernen, Sesamsamen und dem Korianderpulver trocken vermengen. Die Hefe und den Fertigsauerteig mit etwas Wasser verrühren, zur Mehlmischung geben. Dann nach und nach das restliche Wasser am besten mit Hilfe der Knethaken der Küchenmaschine unterwirken. Der Teig muß sehr gut verknetet werden. Mit Tuch oder Plastikfolie abdecken und den Teig 35 Minuten gehen lassen. Nochmals durchkneten.
Nun den Teig entweder in eine mit Backtrennpapier ausgelegte Kastenform von 30 cm Länge geben oder zu einem Laib formen und auf ein bemehltes Backblech legen. Abermals an warmer Stelle 30 bis 45 Minuten gehen lassen. Vor dem Backen mit einem scharfen Messer der Länge nach knapp einen halben Zentimeter tief einkerben. Mit lauwarmem Wasser bestreichen.

Im vorgeheizten Backofen auf der zweiten Schiene von unten insgesamt 60 Minuten backen, die ersten 10 Minuten bei 220 °C, dann bei 200 °C. Gleich zu Beginn ein kleines feuerfestes Gefäß mit etwa ¹⁄₁₀ l Wasser in den Backofen geben, damit das Brot nicht trocken wird. Nach Erkalten in 40 Scheiben von je knapp 40 g schneiden.

Haferflockenmischbrot

40 Scheiben von je 25 g

Pro Scheibe: 320 Joule/76 Kalorien, 2 g E, 2 g F, 12 g KH, 1 BE

½ l Magermilch (500 g), 80 g Butter oder Diätmargarine, 1 EL Diabetikersüße (12 g), 2 gestrichene TL Salz, 20 g Hefe oder 1 Päckchen Trockenhefe, 175 g Haferflocken, 450 g Weizenmehl Type 405, ¹⁄₁₆ bis ⅛ l Wasser (65–125 g)

Zunächst die Milch etwas anwärmen und mit Butter oder Margarine, Diabetikersüße, Salz, der Hefe und den Haferflocken verrühren. 10 Minuten an warmer Stelle stehen lassen. Dann das gesiebte Mehl und etwas Wasser abwechselnd dazugeben. Am besten mit dem Knethaken der Küchenmaschine alle Zutaten zum glatten Teig vermengen. Die Oberfläche der Teigkugel mit Wasser benetzen. In einer Schüssel am warmen Ort mit einem Tuch oder Plastikfolie bedeckt etwa 2 Stunden gehen lassen. Den Teig nochmals gut durchkneten. In zwei mit Mehl bestäubte Kastenformen von je 20 cm Länge geben, der Länge nach mit einem scharfen Messer einkerben. Noch einmal 30 Minuten gehen lassen.
Im vorgeheizten Backofen auf dem Rost auf der untersten Schiene zunächst bei 220 °C 10 Minuten, dann weiter 40 bis 50 Minuten bei 200 °C goldbraun backen. Nicht vergessen, ein feuerfestes Schälchen mit kaltem Wasser dazuzustellen.
Nach dem Erkalten jedes Brot in 20 Scheiben à 25 g schneiden.

Tip: Das Brot ist sehr gut gefriergeeignet. Sie können es sowohl als ganzes oder halbiertes Brot als auch in Scheiben geschnitten einfrieren.

Roggenbrot mit Kümmel

1 Brot von 1350 g

Pro Scheibe à 45 g: 795 Joule/187 Kalorien, 7 g E, 1 g F, 37 g KH, 3 BE

20 g Hefe oder 1 Päckchen Trockenhefe, 2 EL Wasser, 750 g Roggenbackschrot Type 1800, 2 gestrichene TL Meersalz, 4 EL Kümmel, ca. ½ l lauwarmes Wasser (500 g)

Die Hefe mit Wasser anrühren, 10 Minuten gehen lassen. Das Mehl mit Salz und der Hälfte des Kümmels gut vermischen. Die Hefe und das restliche Wasser zugeben. Am besten mit dem Knethaken der Küchenmaschine zu einem glatten Teig verkneten. Eine Kugel formen. In einer bemehlten Schüssel mit einem Tuch oder Plastikfolie abgedeckt 40 Minuten gehen lassen. Abermals durchkneten und noch einmal 30 Minuten gehen lassen. Zu einem länglichen Brot ausformen. Auf ein bemehltes oder mit Backtrennpapier belegtes Backblech legen. Die Oberfläche gut mit Wasser bepinseln. Den restlichen Kümmel daraufstreuen und etwas andrücken. Nun ein drittes Mal für etwa 30 Minuten gehen lassen. Auf der untersten Schiene im vorgeheizten Backofen erst 10 Minuten bei 220 °C, dann etwa 50 Minuten bei 200 °C backen. Nicht vergessen, ein feuerfestes Schälchen mit Wasser dazuzustellen. Unmittelbar nach dem Herausnehmen das Brot vorsichtig mit Wasser bepinseln, so daß es schön glänzt.

Tip: Dieses Brot schmeckt mit Sicherheit auch den übrigen Familienmitgliedern vorzüglich. Der Diabetiker muß seine Scheiben unbedingt vor dem Verzehr abwiegen, da das Gewicht der Scheiben durch die unterschiedliche Ausformung stark variieren kann.

Grahambrot

30 Scheiben von je 20 g

Pro Scheibe: 249 Joule/58 Kalorien, 2 g E, 0 g F, 12 g KH, 1 BE

250 g Weizenbackschrot Type 1700, 270 g Weizenmehl Type 405, 2 gestrichene TL Salz, 20 g Hefe oder 1 Päckchen Trockenhefe, 1 TL Öl (10 g), gut ¼ l lauwarmes Wasser (250 g)

Die beiden Mehlsorten in einer Schüssel gut mit dem Salz vermengen. Die Hefe mit etwas Wasser verrühren, abwechselnd Öl und das restliche Wasser hinzufügen. Alle Zutaten so lange verkneten, bis der Teig nicht mehr klebt. Er soll gleichmäßig geschmeidig sein. Zu einer glatten Kugel formen. In der Schüssel mit einem Tuch abgedeckt 40 Minuten an warmer Stelle gehen lassen. Statt dessen können Sie die mit einem Deckel zugedeckte Schüssel auch über Nacht in den Kühlschrank stellen.

Den Teig zum langen Brot formen. In eine gemehlte, kunststoffbeschichtete Kastenform von 30 cm Länge geben. Längs mit einem scharfen Messer einen halben Zentimeter tief einkerben. Die Oberfläche mit Wasser bepinseln. Bei Zimmertemperatur nochmals 20 bis 30 Minuten aufgehen lassen.

Auf dem Rost auf der untersten Schiene im vorgeheizten Backofen bei 220 °C 10 Minuten, anschließend bei 200 °C 40 Minuten backen. Versäumen Sie nicht, gleich zu Beginn ein feuerfestes Gefäß mit etwa ⅒ l Wasser dazuzustellen. Das Brot unmittelbar nach dem Backen mit Wasser bepinseln. Auf einem Gitter auskühlen lassen.

Nach Erkalten in 30 Scheiben von jeweils 1 cm Stärke schneiden.

Tip: Obschon Grahambrot sich lange frisch hält, sollte der Single eine Hälfte für den späteren Verzehr einfrieren.

Schrotbrot

50 Scheiben von je 32 g

Pro Scheibe: 253 Joule/59 Kalorien, 1 g E, 0 g F, 12 g KH, 1 BE

250 g Weizenbackschrot Type 1700, 250 g Roggenbackschrot Type 1800, ¼ l Wasser (250 g), 200 g Roggenmehl Type 1150, 200 g Weizenmehl Type 1050, 3 gestrichene TL Salz, 40 g Hefe oder 2 Päckchen Trockenhefe, knapp ½ l lauwarmes Wasser (450 g), 5 g Butter für die Formen

Roggen- und Weizenschrot miteinander vermischen und mit ¼ l Wasser verrührt mindestens 6 Stunden, besser aber über Nacht quellen lassen. Das Roggen- und Weizenmehl sorgfältig mit dem Salz vermischen. Die Hefe mit einem Teil des halben Liters Wasser verrühren, mit dem Schrotbrei und dem übrigen Wasser zum Mehl geben. Kräftig so lange kneten, bis der Teig nicht mehr an der Schüssel oder Arbeitsplatte klebt. Eine Kugel formen, diese mit einem Tuch abgedeckt in einer Schüssel 2 bis 3 Stunden aufgehen lassen. Sie können die zugedeckte Schüssel aber auch über Nacht in den Kühlschrank stellen. Den Teig nochmals durchkneten, in zwei Teile teilen und daraus lange Brote formen.
Zwei kunststoffbeschichtete Kastenformen von 25 cm Länge mit Butter auspinseln, die Brote hineinlegen. Der Länge nach mit einem scharfen Messer einkerben. An warmer Stelle noch einmal 30 bis 40 Minuten gehen lassen. Die Oberfläche mit Wasser bepinseln.
Auf der untersten Schiene im vorgeheizten Backofen zunächst 10 Minuten bei 220°C, dann 40 bis 45 Minuten bei 200°C backen. Nicht vergessen, ein feuerfestes Gefäß mit Wasser in den Backofen zu stellen.
Die heißen Brote aus den Formen kippen, auf einem Rost erkalten lassen.
Nach dem endgültigen Auskühlen die Brote in je 25 Scheiben von 1 cm Stärke schneiden.

Tips: Obschon sich dieses Brot relativ lange frisch hält, ist es ratsam, eines der beiden Brote für den späteren Verbrauch möglichst lauwarm gut zu verpacken und ins Gefriergerät zu geben. Sie können natürlich auch das Brot erst abkühlen lassen, in Scheiben schneiden und erst dann gefrieren, um somit später auch einzelne Scheiben entnehmen zu können.
Durch Zufügen von einem gestrichenen Teelöffel zerdrücktem Kümmel, Fenchel oder Anis kann der Geschmack variiert werden, die Gewürze könnten auch gemischt zugefügt werden.
Außerdem können Sie den Teig durch Hinzufügen von vier Eßlöffeln frisch gemahlener Weizenkeime mit Vitaminen anreichern.

Kleiebrot

(Farbabbildung gegenüber Seite 32)
50 Scheiben von je 32 g

Pro Scheibe: 268 Joule/63 Kalorien, 2 g E, 1 g F, 12 g KH, 1 BE

500 g Weizenmehl Type 1050, 200 g Weizenbackschrot Type 1700, 100 g Roggenmehl Type 1150, 100 g Weizenkleie, 50 g Haferflocken, 4 gestrichene TL Salz, 40 g Hefe oder 2 Päckchen Trockenhefe, gut ½ l Wasser (550 g), 150 g Magerjoghurt, 5 g Butter für die Formen

Das Mehl mit der Kleie, den Haferflocken und dem Salz gründlich vermischen. Die Hefe mit etwas lauwarmem Wasser verrühren, mit dem restlichen Wasser und dem Joghurt zur Mehlmischung geben. Am besten mit Hilfe der Knethaken der Küchenmaschine einen geschmeidigen Teig kneten. Wenn Sie mit der Küchenmaschine arbeiten, müssen Sie wahrscheinlich noch etwas Wasser zugeben. Der Teig darf aber nicht kleben. In einer Schüssel mit einem Tuch oder Plastikfolie abgedeckt an warmer Stelle 2 bis 3 Stunden gehen lassen. Abermals durchkneten, dann in zwei Teile teilen. Lange Brote ausformen.
Zwei kunststoffbeschichtete Kastenformen mit Butter ausfetten. Die Brote hineinlegen, die Oberfläche mit Wasser bepinseln. Der Länge nach mit einem scharfen Messer einkerben. Nochmals 30 bis 40 Minuten zugedeckt gehen lassen. Im vorgeheizten Backofen auf der untersten Schiene erst 10 Minuten bei 220°C, dann rund 50 Minuten bei 200°C schön braun backen. Gleich zu Beginn ein feuerfestes Gefäß mit einer Tasse Wasser dazustellen.
Nach der Garprobe die Brote noch einmal rasch mit Wasser bepinseln. Auf einen Rost stürzen und abkühlen lassen.
Erst nach völligem Erkalten in insgesamt 50 Scheiben à 1 cm schneiden.

Eddas Blitzbrot

2 Brote von je 750 g

Pro Scheibe von je 25 g: 374 Joule/85 Kalorien, 3 g E, 3 g F, 12 g KH, 1 BE

⅛ l Öl (120 g), 2 gestrichene EL Salz, 1 gestrichener EL Fruchtzucker (12 g), knapp ½ l Milch (450 g), 300 g Magerquark, 20 g Hefe oder 1 Päckchen Trockenhefe, 500 g Weizenmehl Type 405, 500 g Weizenmehl Type 1050, evtl. 1 EL Mohn- oder Sesamsamen

Öl mit Salz, Zucker, Milch, Quark und Hefe in eine Schüssel geben und am besten mit dem Elektroquirl gut verschlagen. Die geringe Hefemenge reicht aus, das Brot wird nicht so leicht krümelig. Das Mehl mischen und darunterkneten. Den Teig nach gründlichem Durchkneten zu zwei Broten ausformen. Jeweils in eine 30 cm lange, leicht gebutterte und kunststoffbeschichtete Kastenform legen. Die Oberfläche mit flachen, gut angefeuchteten Händen glätten, mit der Schere einschneiden. Wahlweise mit Mohn oder Sesamsamen bestreuen. Das zwischenzeitliche Gehen entfällt also.

Die Formen mit Frischhaltefolie abdecken und an warmer Stelle in ca. 2 Stunden oder über Nacht im Kühlschrank in ca. 8 Stunden aufgehen lassen. Auf dem Rost auf der untersten Schiene im vorgeheizten Backofen zunächst 10 Minuten bei 220°C, dann weitere 50 Minuten bei 200°C backen. Nicht vergessen, ein feuerfestes Gefäß mit etwas Wasser in den Ofen zu stellen. Aus der Form nehmen, auf einem Rost erkalten lassen. Ein Brot für späteren Verzehr einfrieren. Mit einem scharfen Messer mit glatter Klinge in 30 Scheiben von je 25 g schneiden.

Klosterbrot

40 Scheiben von je 25 g

Pro Scheibe: 381 Joule/89 Kalorien, 2 g E, 0 g F, 18 g KH, 1,5 BE

150 g Weizenbackschrot Type 1700, 500 g Weizenmehl Type 1050, 400 g Roggenmehl Type 1150, 4 gestrichene TL Salz, 40 g Hefe oder 2 Päckchen Trockenhefe, gut ½ l Wasser (550 g), 1 TL Anis, 1 TL Koriander

Weizenbackschrot sollte normalerweise über Nacht eingeweicht werden. Ist der Anteil aber so gering wie hier, ist es nicht nötig.
Das Schrot mit Mehl und Salz sehr gut vermischen. Die Hefe mit etwas angewärmtem Wasser anrühren und mit dem übrigen Wasser zum Mehl geben. Am besten mit Hilfe der Knethaken der Küchenmaschine einen nicht zu festen Brotteig kneten. Er darf aber auch nicht mehr an der Schüssel oder der Arbeitsplatte kleben. Den Teig zu einer Kugel formen, in eine bemehlte Schüssel legen. Mit einem Tuch abdecken und 2 bis 3 Stunden an warmer Stelle gehen lassen oder über Nacht in den Kühlschrank stellen.
Wenn der Teig sein Volumen verdoppelt hat, nochmals durchkneten. Dann zwei Brote formen. Zwei kunststoffbeschichtete Formen von je 30 cm Länge mit Butter einfetten, die Brote hineindrücken. Die Oberflächen gut mit Wasser bepinseln. Die Gewürze entweder mit dem Mörser oder, falls nicht vorhanden, mit Hilfe einer Flasche auf der Arbeitsplatte zerdrücken. Auf die Brote streuen und etwas andrücken. Noch einmal für etwa 2 Stunden gehen lassen.
Im vorgeheizten Backofen, in den gleichzeitig ein feuerfestes Gefäß mit einer Tasse Wasser gestellt wird, auf dem Rost auf der untersten Schiene erst 10 Minuten bei 220°C, dann 45 bis 55 Minuten bei 200°C appetitlich braun backen. Mit einem Hölzchen die Garprobe machen. Unmittelbar nach der Fertigstellung mit Wasser bepinseln und zum Auskühlen auf einen Rost stürzen.
Nach dem völligen Erkalten in 40 Scheiben von jeweils 1,5 cm Stärke schneiden.

Tip: Natürlich können Sie auch nur die halbe Menge abbacken. Praktischer ist es aber, gleich diese Menge zuzubereiten und dann den nicht benötigten Teil ganz oder in Scheiben geschnitten ins Gefriergerät zu geben. Gut in Folie verpacken.

Kartoffelbrot

20 Scheiben von je 40 g

Pro Scheibe: 325 Joule/80 Kalorien, 3 g E, 0 g F, 19 g KH, 1,5 BE

250 g Kartoffeln, 450 g Weizenmehl Type 405, 2 gestrichene TL Salz, 30 g Hefe oder 1½ Päckchen Trockenhefe, ¼ l Wasser (250 g)

Die Kartoffeln vermitteln diesem Brotteig eine angenehm feuchte Konsistenz, doch müssen Sie dafür unbedingt mehlige Sorten, also keinesfalls Salatkartoffeln, wählen. Die Kartoffeln als Pellkartoffeln garen. In der Schale über Nacht abkühlen lassen. Am folgenden Tag schälen, auf der feinen Rohkostreibe reiben. Genau 150 g abwiegen.
Das Mehl mit dem Salz gut vermischen. Die Hefe mit etwas lauwarmem Wasser verrühren, mit den Kartoffeln zum Mehl geben. Nach und nach das übrige Wasser unter die Mischung kneten. Den Teig zur Kugel formen, mit etwas Mehl bestäuben und zugedeckt in einer Schüssel 2 bis 3 Stunden gehen lassen. Dann den Teig zum langen Brot formen. In eine kunststoffbeschichtete 30 cm lange Kastenform, die sorgfältig mit Butter ausgepinselt wurde, legen. Noch einmal gehen lassen. Vor dem Backen das Brot mit Wasser bepinseln.
Auf dem Rost auf der untersten Schiene im vorgeheizten Backofen zunächst 10 Minuten bei 220°C, dann weitere 55 bis 65 Minuten bei 180°C backen. Vergessen Sie nicht, ein feuerfestes Gefäß mit etwas Wasser in den Backofen zu stellen. Unbedingt mit einem Hölzchen die Garprobe machen.
Das Brot aus der Form nehmen, auf einem Rost erkalten lassen.
Möglichst erst am folgenden Tag in 20 Scheiben von jeweils 1,5 cm Dicke aufschneiden.

Kräuterbrot

(Farbabbildung gegenüber Seite 32)
1 Brot von 1800 g

Pro Scheibe à 30 g: 284 Joule/66 Kalorien, 2 g E, 1 g F, 12 g KH, 1 BE

40 g Hefe, 1 gestrichener TL Fruchtzucker (5 g), 75 g Fertigsauerteig, 3 gestrichene TL Salz, 4 EL Öl (50 g), 4 EL feingehackte Kräuter (Petersilie, Dill, Schnittlauch, Bohnenkraut, Borretsch u. a.), 875 g Weizenbackschrot Type 1700, 150 g Buchweizenmehl, gut ½ l Wasser (600 g)

Zunächst die Hefe mit dem Fruchtzucker und etwas lauwarmem Wasser in einer Schüssel verrühren.
Den Fertigsauerteig, Salz, Öl und die feingehackten Kräuter dazugeben. Das Weizenbackschrot und Buchweizenmehl abwechselnd mit dem Wasser hinzufügen. Am besten mit dem Knethaken der Küchenmaschine einen geschmeidigen, weichen Teig kneten. Zu einer Kugel formen und in einer bemehlten Schüssel mit einem Tuch abgedeckt 30 Minuten gehen lassen. Noch einmal durchkneten.

Einen runden Brotlaib formen. Diesen auf ein gemehltes Backblech legen. Mit einem Tuch abdecken und abermals 30 bis 40 Minuten an warmer Stelle gehen lassen. Das Brot mit Wasser bepinseln. Auf der untersten Schiene im vorgeheizten Backofen die ersten 10 Minuten bei 220°C, dann weitere 50 Minuten bei 200°C backen. Nicht vergessen, ein feuerfestes Schälchen mit Wasser in den Backofen dazuzustellen.
Unmittelbar nach dem Herausnehmen rasch mit Wasser bepinseln, so daß das Brot appetitlich glänzt. 32 g Brot entsprechen einer BE.

Tip: Wegen der unterschiedlichen Scheibengröße ist es unbedingt erforderlich, die Brotration des Diabetikers abzuwiegen. Durch den Fettzusatz ist das Brot zwar kalorienreicher, hält sich aber länger frisch.

Weißbrot mit Kräuterfüllung

20 Scheiben von je 40 g

Pro Scheibe: 415 Joule/104 Kalorien, 4 g E, 1 g F, 18 g KH, 1,5 BE

470 g Weizenmehl Type 405, 2 gestrichene TL Salz, 1 EL Öl (12 g), 20 g Hefe oder 1 Päckchen Trockenhefe, gut ⅛ l Milch (125 g), gut ⅛ l Wasser (125 g)

Für die Füllung: 1 EL Öl (12 g), 1 Zwiebel (100 g), 2 Knoblauchzehen, 2 Bund Petersilie, reichlich gemischte Kräuter (Kerbel, Dill, Schnittlauch, Zitronenmelisse, Estragon u. a.), 1 Ei (Gew.-Kl. 3), 1 EL Magerjoghurt, Salz, Pfeffer

Für den Weißbrotteig das Mehl zuerst gut mit dem Salz vermischen. Das Öl und die mit lauwarmer Milch verrührte Hefe sowie das lauwarme Wasser der Reihe nach beifügen. Am besten mit Hilfe der Knethaken der Küchenmaschine einen geschmeidigen Teig bereiten. Eventuell noch weitere Flüssigkeit dazugeben, so daß der Teig schön weich ist. Mit Wasser bepinseln und zugedeckt in einer Schüssel eine gute Stunde gehen lassen, bis sich das Volumen verdoppelt hat.
Für die Füllung das Öl in einer kunststoffbeschichteten kleinen Pfanne erhitzen. Die Zwiebel schälen, sehr fein hacken und in Öl glasig dünsten. Die gequetschte Knoblauchzehe dazugeben, die Pfanne von der Kochstelle nehmen. In einer Schüssel den Pfanneninhalt mit feingehackten Kräutern, Ei, Joghurt, Salz und Pfeffer verrühren.
Den Teig auf bemehlter Unterlage zu einem Rechteck von 30 × 40 cm ausrollen. Die Füllung daraufstreichen. Von der schmalen Seite her zur Wurst aufrollen. Diese mit der Naht nach unten in eine kunststoffbeschichtete, mit Butter gefettete Kastenform von 30 cm Länge legen. An warmer Stelle nochmals 30 bis 40 Minuten aufgehen lassen.
Im vorgeheizten Backofen auf dem Rost auf der untersten Schiene bei 220°C 10 Minuten, anschließend bei 200°C 40 Minuten backen. Gleich zu Beginn ein feuerfestes Gefäß mit einer Tasse Wasser in den Backofen stellen. Den noch heißen Laib mit Wasser bepinseln, aus der Form nehmen und auf einem Gitter auskühlen lassen.
Erkaltet in 20 Scheiben von je 1,5 cm Stärke schneiden.

Tip: Es lohnt sich, die doppelte Teigmenge zuzubereiten. Geben Sie unter die zweite Hälfte der Füllung 200 g mageren gekochten Schinken, den Sie entweder kleinwürfelig oder feinnudelig geschnitten haben. Dieses *Schinkenkräuterbrot* schmeckt auch ohne Belag vorzüglich zu frischem Wein oder kühlem Bier.

Käsebrot

15 Stücke von je 55 g

Pro Stück: 716 Joule/172 Kalorien, 7 g E, 5 g F, 26 g KH, 2 BE

150 g Goudakäse (40% Fett i. Tr.) 30 g Butter oder Diätmargarine, 500 g Weizenmehl Type 405, 2 gestrichene TL Salz, 20 g Hefe oder 1 Päckchen Trockenhefe, ⅛ l Wasser (125 g), ¼ l Milch (250 g)

Den Käse fein reiben. Die Butter oder Margarine schmelzen lassen. Das Mehl mit dem Salz gut vermischen. Dann den Käse, das Fett, die mit lauwarmem Wasser verrührte Hefe und die ebenfalls angewärmte Milch dazugeben. Am besten mit dem Knethaken der Küchenmaschine zu einem glatten, geschmeidigen Teig verkneten. 30 Minuten zugedeckt an warmer Stelle gehen lassen. Den Teig nochmals durchkneten. In drei Stücke teilen, längliche dünne Brote ausformen. Diese möglichst weit auseinander auf ein gebuttertes Backblech legen. Die Oberfläche mit Milch bepinseln. 15 Minuten gehen lassen. Dann auf der mittleren Schiene im vorgeheizten Backofen zunächst bei 220°C 10 Minuten, dann bei 200°C 40 Minuten backen. Durch das Dazustellen eines kleinen feuerfesten Gefäßes mit etwas Wasser trocknet der Teig während des Backens nicht aus.
Die heißen Brote vom Blech nehmen und auf dem Rost auskühlen lassen. Die möglichst frischen Brote jeweils in 15 Stücke schneiden.

Tip: Wer einen Teil des Brotes einfrieren möchte, sollte diesen Teil nicht zu dunkel backen. In Folie einwickeln. Vor dem Verzehr nochmals kurz in den heißen Backofen schieben. Käsebrot ist eine beliebte Beilage bei Grillfesten, schmeckt aber auch gut zum jungen Wein oder zum kühlen Bier.

Knuspriges Zwiebelbrot

15 Scheiben von je 53 g

Pro Scheibe: 525 Joule/121 Kalorien, 5 g E, 1 g F, 24 g KH, 2 BE

500 g Weizenvollkornmehl Type 1700, 2 gestrichene TL Salz, 20 g Röstzwiebeln aus dem Beutel, 20 g Hefe oder 1 Päckchen Trockenhefe, gut ⅜ l Buttermilch (375 g)

Zum Bestreuen: 1 EL Röstzwiebeln

Das Mehl mit Salz und Zwiebeln gut vermischt in eine Schüssel geben, in die Mitte eine Mulde drücken. Die mit etwas Buttermilch angerührte Hefe

hinzugeben. Nach 15 Minuten die restliche Buttermilch zufügen und alle Zutaten zu einem nicht klebenden Teig gründlich verkneten. Mit Plastikfolie oder einem Tuch bedecken und an warmer Stelle gehen lassen, bis der Teig sein Volumen verdoppelt hat. Abermals durchkneten. Eine Kastenform von 30 cm Länge ausbuttern und mit Mehl ausstäuben. Den Teig hineingeben. Die Oberfläche mit der flachen Hand andrücken. Großzügig mit Wasser bepinseln und die restlichen Zwiebeln daraufstreuen. Diese aber auch noch etwas andrücken. Zugedeckt das Brot gehen lassen, bis der Teig sich im Volumen knapp verdoppelt. Im vorgeheizten Backofen auf einem Rost auf der untersten Schiene erst 10 Minuten bei 220 °C, dann weitere 50 bis 60 Minuten bei 200°C schön braun backen. Nicht vergessen, gleich zu Beginn ein feuerfestes Näpfchen mit Wasser in den Backofen zu stellen. Den Laib auf einem Gitter auskühlen lassen. Erkaltet in 15 Scheiben von je 1,5 cm Dicke schneiden.
Dieses Zwiebelbrot schmeckt frisch mit magerem, geräuchertem Schinken ganz vorzüglich.

Zwiebelbrötchen

26 Brötchen von je 60 g

Pro Brötchen: 702 Joule/148 Kalorien, 5 g E, 6 g F, 24 g KH, 2 BE

250 g Zwiebeln, 4 EL Öl (à 12 g), 80 g Diätmargarine, 650 g Weizenvollkornmehl Type 1700, 325 g Roggenvollkornmehl Type 1800, 3 gestrichene TL Salz, 40 g Hefe oder 2 Päckchen Trockenhefe, 1 TL Diabetikersüße, ½ l Wasser (500 g)

Die Zwiebeln schälen, in kleine Würfel schneiden. Öl und Margarine in einer großen Pfanne erhitzen, die Zwiebelwürfel darin goldbraun braten und abkühlen lassen.
Das Vollkornmehl gleichmäßig mit dem Salz vermischen. Die Hefe mit der Diabetikersüße und etwas lauwarmem Wasser verrühren. Dann zum Mehl geben. Auch die restliche Flüssigkeit unterkneten. Bei Verwendung einer Küchenmaschine muß die Wassermenge wahrscheinlich noch etwas erhöht werden. Zum Schluß die Zwiebelwürfel unter den Teig kneten. Den zu einer Kugel geformten Teig mit einem Tuch abdecken und an warmer Stelle gut eine Stunde gehen lassen. Dann den Teig abermals durchkneten, eine lange Rolle formen, diese in 26 gleich große Stücke von je 60 g teilen. Brötchen formen, kreuzweise einkerben. Auf einem bemehlten Blech, mit einem Tuch abgedeckt, gehen lassen, bis das Volumen sich verdoppelt hat.
Auf der zweiten Schiene von oben im gut vorgeheizten Backofen bei 240°C etwa 20 Minuten backen, dabei nach 10 Minuten die Hitze auf 200°C reduzieren. Damit die Brötchen eine gute Kruste bekommen, unbedingt ein feuerfestes Gefäß mit Wasser in den Backofen stellen. Zusätzlich nach 5 Minuten ½ Tasse Wasser rasch in den unteren Teil des Ofens gießen.

Quarkbrötchen

15 Stück von je 53 g

Pro Stück: 846 Joule/202 Kalorien, 8 g E, 8 g F, 24 g KH, 2 BE

500 g Weizenmehl Type 405 oder 1050, 1 Päckchen Backpulver, 250 g Magerquark, 100 g Butter oder Margarine, 5 Eigelb (Gew.-Kl. 3), 2 gestrichene TL Salz, 1 gestrichener TL Kümmel

Das Mehl gut mit dem Backpulver vermischen, eventuell sieben. Dann Magerquark, Fett, Eigelb, Salz und Kümmel in die Schüssel geben. Alle Zutaten rasch zum glatten Teig verkneten. Den Teig zu einer Rolle formen. 15 gleichmäßig große Stücke abschneiden, diese zu Kugeln formen.
Jedes Brötchen oben kreuzweise einschneiden. Auf ein gefettetes, kunststoffbeschichtetes Backblech legen. Auf der zweitobersten Schiene bei 225 °C in 25 Minuten goldbraun backen. Vergessen Sie nicht, gleichzeitig ein feuerfestes Gefäß mit Wasser in den Backofen zu stellen. Wenn Sie zusätzlich noch einige Eßlöffel heißes Wasser nach der halben Backzeit in den Ofen gießen, werden die Brötchen sehr schön knusprig. Sie sind hervorragend zum Tiefkühlen geeignet.

Tips: Wer Sorge wegen eines hohen Cholesterinspiegels hat, sollte auf die Eigelb verzichten. Geben Sie statt dessen 5 EL Milch hinzu. Wenn Sie die Brötchen schön gelb haben wollen, fügen Sie außerdem 5 EL Maisgrieß an den Teig. Dadurch werden die Brötchen um insgesamt 6 BE gehaltreicher, was Sie beim Konsum berücksichtigen sollten.

Roggenbrötchen

15 Stück von je 50 g

Pro Stück: 505 Joule/118 Kalorien, 1 g E, 0 g F, 24 g KH, 2 BE

500 g Roggenmehl Type 1150, 1½ gestrichene TL Salz, 20 g Hefe oder 1 Päckchen Trockenhefe, ⅛ l Milch (125 g), ⅛ l Wasser (125 g), Mohn, Sesamsamen, Kümmel

Zunächst das Mehl gut mit dem Salz vermischen. Die Hefe mit einem Teil angewärmter Milch verrühren, mit der übrigen Milch und dem Wasser zum Mehl geben. Alle Zutaten am besten mit dem Knethaken der Küchenmaschine zu einem glatten Teig verkneten. Eventuell noch etwas Wasser beifügen. Der Teig soll weich und geschmeidig sein und darf nicht mehr kleben. Zu einer Kugel formen, mit Wasser bepinseln. Mit einem Tuch oder Plastikfolie abgedeckt 30 Minuten gehen lassen. Dann nochmals durchkneten. Zwei Rollen formen, diese in 15 Stücke schneiden und zu Brötchen ausformen. Etwas flachdrücken, die Oberfläche mit Wasser zweimal benetzen. Wahlweise in Mohn, Sesamsamen oder Kümmel drücken. Dann kreuzweise einkerben und auf ein bemehltes Backblech legen. Ein Tuch darüberlegen. An warmer Stelle gehen lassen, bis die Brötchen das doppelte Volumen haben.

Im vorgeheizten Backofen bei 220°C auf der zweiten Schiene von oben 20 Minuten backen. Auf jeden Fall ein feuerfestes Gefäß mit einer Tasse Wasser dazustellen, außerdem nach 10 Minuten knapp ⅛ l heißes Wasser auf den Boden des Ofens gießen. Dann die Temperatur auf 200°C drosseln.

Tip: Roggenbrötchen, die eingefroren werden sollen, nicht zu dunkel backen, sondern etwas früher aus dem Ofen nehmen.

Kümmelstangen

16 Stück von je 50 g

Pro Stück: 500 Joule/117 Kalorien, 4 g E, 1 g F, 24 g KH, 2 BE

375 g Roggenmehl Type 1150, 150 g Weizenmehl Type 1050, 2 gestrichene TL Salz, 1½ EL Kümmel, 20 g Hefe oder 1 Päckchen Trockenhefe, 1/10 l Wasser (100 g), 2/10 l Buttermilch (200 g)

Die beiden Mehlsorten mit dem Salz und einem Eßlöffel Kümmel, der nach Belieben zuvor mit Hilfe der Teigrolle auf einem Backbrett etwas zerquetscht worden sein kann, gut mischen. Die Hefe mit lauwarmem Wasser anrühren, mit der Buttermilch unter den Teig kneten. Wenn Sie die Knethaken der Küchenmaschine einsetzen, müssen Sie eventuell noch etwas Flüssigkeit zugeben.
Den Teig zu einer Kugel formen, mit einem Tuch oder Plastikfolie bedeckt an warmer Stelle so lange gehen lassen, bis das doppelte Volumen erreicht ist.
Nochmals durchkneten, zu einem Rechteck ca. 32 × 20 cm groß ausformen.
Mit einem scharfen Messer in 2 cm breite Streifen schneiden. Diese mit der Hand zu würstchenähnlichen Gebilden nachformen. Zweimal mit Wasser bepinseln, dann in den restlichen Kümmel drücken. Mit einem scharfen Messer je Stange dreimal diagonal einschneiden. Auf ein gemehltes Backblech legen. Ein Tuch locker darüberlegen und den Teig nochmals gehen lassen.
Im vorgeheizten Backofen bei 220°C auf der zweiten Schiene von oben insgesamt 15 bis 20 Minuten backen, dabei nach 10 Minuten die Temperatur auf 200°C drosseln. Nicht vergessen, ein feuerfestes Gefäß mit etwas Wasser in den Backofen zu stellen. Zusätzlich nach 10 Minuten einen Schuß heißes Wasser auf den Boden des Backofens kippen.

Tips: Diese Kümmelstangen schmecken auch ohne Butter und Belag vorzüglich zu kühlem Bier oder frischem Wein. Es lohnt sich, gleich die doppelte Teigmenge zuzubereiten. Die zweite Portion kann mit Mohn oder Sesamsamen oder aber mit einer Mischung aus Koriander, Fenchel und Kümmel variiert werden. Wenn Sie einen Teil einfrieren möchten, sollten sie das Gebäck nicht zu dunkel backen, damit es später nochmals knusprig aufgebakken werden kann.
Oder setzen Sie die Stangen dicht nebeneinander auf ein großzügig gefettetes Grillblech. Sie wachsen dann zwar beim Backen aneinander, können aber später gut auseinandergebrochen werden. Die Oberfläche ist zwar dann nicht so knusprig, doch sparen Sie dabei Energie.
Natürlich können Sie auch Zöpfchen, Hörnchen oder Brötchen ausformen.

Vollkornfladen

28 Stück von je 23 g

Pro Stück: 362 Joule/82 Kalorien, 3 g E, 3 g F, 12 g KH, 1 BE

500 g Weizenvollkornmehl Type 1700, 2 gestrichene TL Salz, 50 g Sesamsamen, 4 EL Öl (48 g), knapp ¼ l Mineralwasser (ca. 200 g)

Das Mehl mit Salz und Sesamsamen gut vermischen. Öl und Mineralwasser dazugeben, alle Zutaten zum glatten Teig verkneten. Er darf keinesfalls am Backblech kleben. Zugedeckt den Teig 15 Minuten ruhen lassen. Dann gut daumendick ausrollen. Mit Hilfe einer Tasse kreisrunde Fladen ausstechen (ca. 8,5 cm Ø). Auf ein mit Backtrennpapier belegtes Backblech legen und leicht mit Mehl überpudern. Auf der zweiten Schiene von oben im vorgeheizten Backofen bei 220 °C 8 Minuten, dann bei 200 °C weitere 8 Minuten backen. Damit die Fladen schön rösch werden, stellen Sie ein Gefäß mit kaltem Wasser mit in den Ofen und gießen zusätzlich nach 8 Minuten 2 EL Wasser auf den Boden des Ofens.
Diese Fladen schmecken vorzüglich zu magerem rohem Schinken und können tiefgekühlt werden.

Salzbrezeln

(Farbabbildung gegenüber Seite 32)
12 Stück von je 55 g

Pro Stück: 580 Joule/136 Kalorien, 4 g E, 1 g F, 26 g KH, 2 BE

400 g Weizenmehl Type 405, 1 gestrichener TL Salz, 20 g Hefe oder 1 Päckchen Trockenhefe, ½ TL Diabetikersüße, knapp ¼ l Milch (200 g), 1 EL Öl (12 g), 2 l Wasser, 2 EL Salz, 3 EL grobes Salz

Das Mehl mit dem Salz gut vermischen. Die Hefe mit Diabetikersüße und etwas angewärmter Milch gut verrühren, zum Mehl geben. Dann auch die übrige Milch und das Öl dazugeben und alle Zutaten am besten mit dem Knethaken der Küchenmaschine zu einem sehr glatten und geschmeidigen Hefeteig verarbeiten. Er darf auf keinen Fall mehr am Schüsselrand kleben. Unter Umständen darum noch etwas länger schlagen, damit das Mehl die Feuchtigkeit aufnimmt.
Den Teig mit einem Tuch zudecken und an einem warmen Ort gehen lassen. Dann zur Rolle formen, diese durch mehrmaliges Teilen in 12 Stücke schneiden. Jedes Stück zu einer Brezel formen, dabei die dünneren Enden

---

Im Vordergrund Salzbrezeln (siehe Seite 32), in der Mitte Kleiebrot (siehe Seite 24) und im Hintergrund Kräuterbrot (siehe Seite 26)

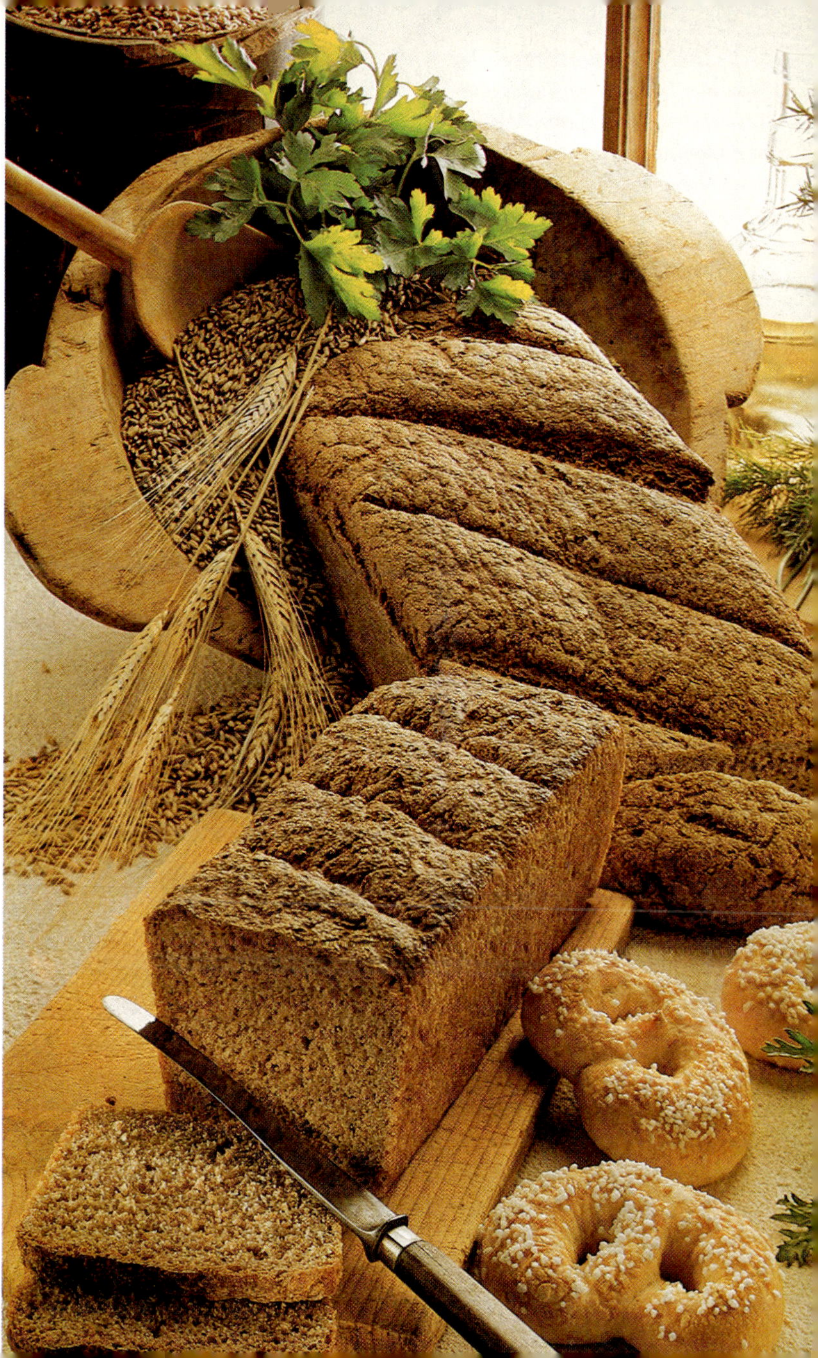

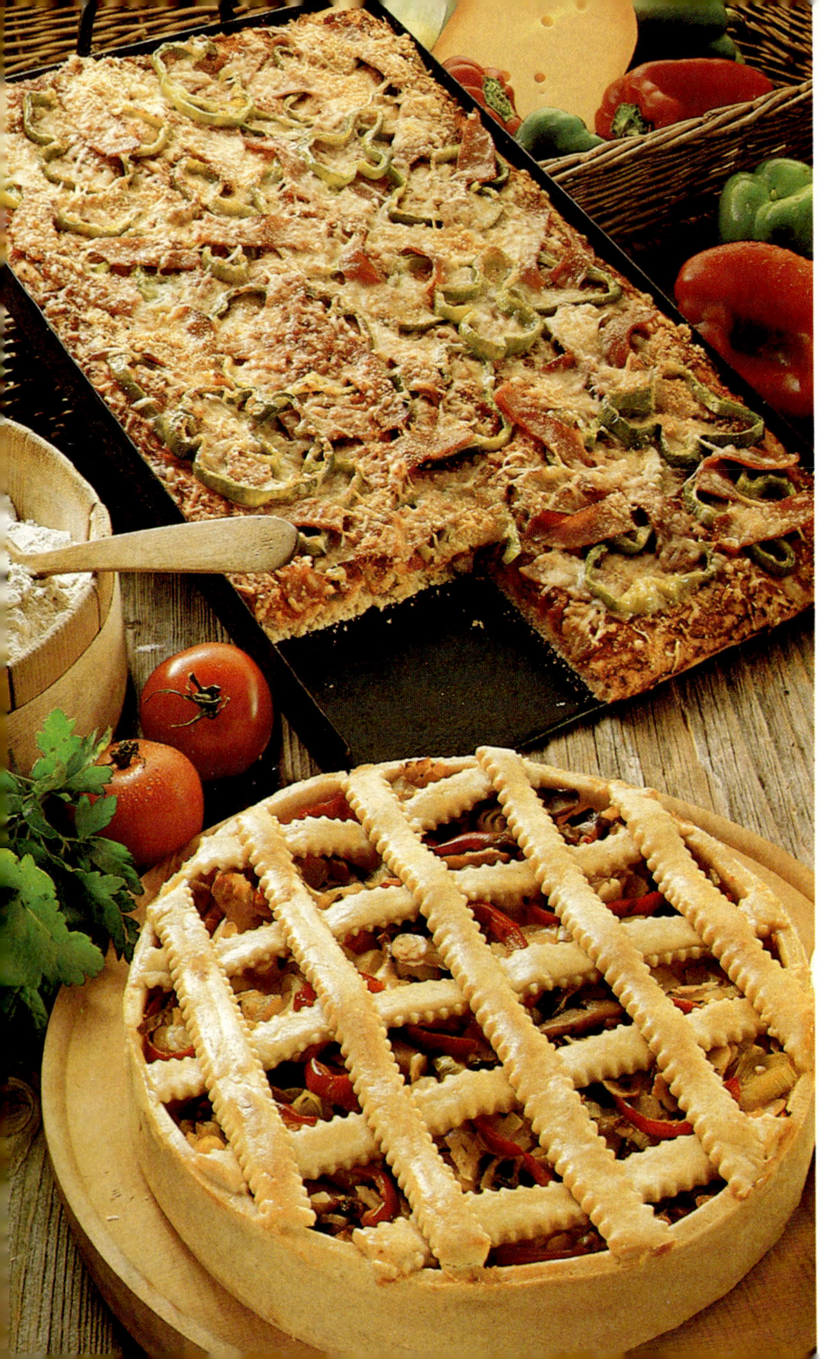

überkreuz fest auf das dickere Mittelstück drücken. Noch einmal zugedeckt 10 Minuten gehen lassen.
Inzwischen einen breiten Topf mit Wasser und Salz zum Kochen bringen. Die Brezeln portionsweise hineinlegen. Wenn sie oben schwimmen, gleich wieder herausnehmen. Auf Küchenkrepp abtropfen lassen. Mit Salz bestreuen und auf ein Backblech, welches gemehlt oder leicht gefettet wurde, legen. Auf der zweiten Schiene von oben im sehr gut vorgeheizten Backofen bei 200 °C in 25 bis 30 Minuten knusprig braun backen.
Frisch schmecken sie natürlich am besten. Nicht einfrieren!

Mexikanische Maisbrötchen

12 Stück von je 60 g

Pro Stück: 768 Joule/182 Kalorien, 5 g E, 6 g F, 23 g KH, 2 BE

100 g Maisgrieß, 250 g Weizenmehl Type 405, 1 gestrichener TL Fruchtzucker (5 g), ¾ gestrichener TL Salz, 1 Päckchen Backpulver, 3 Eier (Gew.-Kl. 3), 70 g Butter oder Diätmargarine, ¼ l Milch (250 g)

Wer schon durch die südlichen Vereinigten Staaten oder Mexiko gereist ist, wird sich sicherlich an das dort übliche »cornbread« erinnern. Es schmeckt vorzüglich im frischgebackenen, noch etwas lauwarmen Zustand und noch besser mit etwas Butter bestrichen. Wir empfehlen es als abwechslungsreiche, aparte Gästebewirtung. Den Maisgrieß mit Mehl, Zucker, Salz und Backpulver gut vermischen. Dann die Eier, weiches Fett und die Milch zufügen, alle Zutaten zum glatten Teig verrühren. Er wird relativ dünnflüssig. Den Teig 20 Minuten stehen lassen, damit der Maisgrieß etwas quellen kann.
In eine mit Backtrennpapier ausgelegte Kastenform von 28 cm Länge geben, dabei den Teig am Rand etwas hochstreichen. Auf dem Rost im gut vorgeheizten Backofen (225 °C) auf der zweiten Schiene von unten 30 Minuten backen. Bei geöffneter Backofentür 10 Minuten abkühlen lassen. Lauwarm in 12 Stücke teilen.

Tips: Diese Maisbrötchen können natürlich auch portionsweise im Muldenblech gebacken werden. Sie lassen sich sehr gut einfrieren; vor dem Verzehr abermals kurz in den Backofen schieben. Nichtdiabetiker können zusätzlich 50 g Sultaninen an den Teig geben, dann sollte aber auch die Zuckermenge auf 2 EL erhöht werden. Pikante Maisbrötchen können auch als Beilage zu Grillgerichten gegessen werden.

Vegetarische Pastete (siehe Seite 34), im Hintergrund Große Pizza vom Blech (siehe Seite 37)

Vegetarische Pastete

(Farbabbildung gegenüber Seite 33)
8 Stück von je 170 g

Pro Stück: 2006 Joule/475 Kalorien, 15 g E, 29 g F, 36 g KH, 3 BE

100 g Weizenmehl Type 405, 100 g Weizenmehl Type 1050, 75 g Butter oder Diätmargarine, ½ gestrichener TL Salz, 1 EL Essig (15 g), 6 EL Wasser (90 g)

Für die Füllung: 250 g Lauch, 1 Zwiebel (100 g), 1 EL Öl (12 g), 150 g Champignons, 1 EL Zitronensaft, 1 Glas Tomatenpaprika (Einwaage 110 g), 125 g Gouda (40% Fett i. Tr.), 50 g Wal- oder Haselnüsse, Salz, Pfeffer, Sojasoße, ½ Ei, 1 EL Wasser

Für den Teig das Mehl mit kaltem Fett, Salz, Essig und Wasser rasch mit kühlen Händen verkneten. Mit ⅔ des Teiges den Boden und einen 3 cm hohen Rand einer kunststoffbeschichteten Springform von 24 cm Ø auskleiden, einige Male mit der Gabel einstechen.
Für den Belag den Lauch putzen, gut waschen und in sehr feine Ringe schneiden. Die Zwiebel schälen und mit dem Gurkenhobel feine Ringe raspeln. Lauch- und Zwiebelringe in einer Pfanne mit heißem Öl bei milder Hitze andünsten. Die Champignons putzen, in feine Streifen schneiden, mit Zitronensaft beträufeln, damit sie sich nicht verfärben. Die Tomatenpaprika gut abtropfen lassen. Den Käse würfeln, die Nüsse grob hacken. Alle Zutaten mischen und mit den Gewürzen abschmecken. Auf den Teig verteilen, mit der flachen Hand die Zutaten etwas andrücken. Dann den restlichen Teig ausrollen und in fingerbreite Streifen rädeln. Diese gitterförmig auf den Teig legen. Das Ei mit Wasser verschlagen, die Teigstreifen damit bepinseln.
Möglichst bald nach der Fertigstellung im gut vorgeheizten Backofen auf einem Gitter auf der zweiten Schiene von unten bei 220°C für 35 bis 40 Minuten backen.
Die heiße Pastete auf eine vorgewärmte Platte gleiten lassen und in 8 Stücke schneiden.
Chicoréesalat, mit Apfel- und Rote-Bete-Stückchen vermischt und mit einer Joghurt-Meerrettich-Soße angemacht, paßt ideal dazu.

Tips: Diese bekannte Pastete können Sie auf vielfältige Weise abwandeln.
Ersetzen Sie zum Beispiel die Champignons durch eingeweichte chinesische Wolkenohr-Pilze, geben Sie statt der Paprikastreifen eine kleine Dose Sojasprossen in die Mischung.
Wenn Sie den Belag gehaltvoller haben möchten, können Sie ¼ l Milch mit 2 Eiern, Salz und Muskat verschlagen und dies nach der halben Backzeit über die Gemüsemischung gießen.

Lothringer Pastete

6 Stück von je 116 g

Pro Stück: 1696 Joule/403 Kalorien, 18 g E, 28 g F, 17 g KH, 1,5 BE

65 g Weizenmehl Type 405, 65 g Weizenmehl Type 1050, 50 g Butter oder Diätmargarine, ½ gestrichener TL Salz, 1 TL Essig, 4–5 EL Wasser (60–76 g)

Für den Belag: 150 g magerer roher Schinken, 200 g Edamer (40% Fett i. Tr.), 2 Eier (Gew.-Kl. 3), ⅛ l Milch (125 g), Salz, Pfeffer, Muskat

Für den Teig alle Zutaten auf ein Backbrett geben und rasch mit kühlen Händen zum glatten Teig verkneten. Den Boden und einen etwa 3 cm hohen Rand einer kunststoffbeschichteten Springform von 26 cm Ø damit auskleiden. Den Teigboden einige Male mit einer Gabel einstechen.
Den Schinken von Schwarten befreien. Schinken und Käse in mundgerechte Stücke schneiden und auf den Boden legen. Die Eier mit Milch, relativ viel Salz, Pfeffer und Muskat verschlagen, diese Eimilch über den Belag gießen. Auf einem Rost auf der zweituntersten Schiene im vorgeheizten Backofen bei 200°C 35 bis 40 Minuten backen.
Heiß in 6 Stücke teilen und sogleich auftragen. Obschon man in Lothringen, dem Ursprungsland dieser Quiche lorraine, wie die Pastete auch genannt wird, in der Regel nichts weiter dazu ißt und nur einen leichten Wein dazu trinkt, gewinnt die Pastete durch Beigabe einer Tomatensauce und einer Schüssel Salat. Sie kann sonst etwas trocken sein.

Tip: Wer rationell haushalten möchte, sollte die doppelte Portion zubereiten. Entweder in zwei Springformen nacheinander abbacken oder alles zusammen auf dem Grillblech. Einen Teil in Folie verpackt für den späteren Verbrauch möglichst noch im lauwarmen Zustand ins Gefriergerät geben.

Frühlingspastete

8 Stück von je 100 g

Pro Stück: 969 Joule/242 Kalorien, 11 g E, 18 g F, 12 g KH, 1 BE

60 g Weizenmehl Type 405, 60 g Weizenmehl Type 1050, 50 g Butter oder Diätmargarine, ½ gestrichener TL Salz, 1 TL Essig, 4–5 EL Wasser (60–75 g)

Für die Füllung: 2 EL Öl (24 g), 20 g magerer gekochter Schinken, 300 g Spargel aus der Dose, 2 Eier (Gew.-Kl. 3), ⅛ l Milch (125 g), 25 g geriebener Parmesan, 1 Bund Petersilie, Salz, Muskat

Für den Teig das Mehl mit dem kalten Fett, Salz, Essig und Wasser auf die Arbeitsplatte häufen. Rasch mit kühlen Händen zum Teig verkneten. Diesen kühl stellen. Nach 10 Minuten ausrollen und den Boden und einen 3 cm

hohen Rand einer kunststoffbeschichteten Springform von 26 cm Ø damit auskleiden. Einige Male mit der Gabel einstechen. Auf einem Rost auf der zweiten Schiene von unten im vorgeheizten Backofen bei 220°C 10 Minuten vorbacken. Unterdessen den Schinken von Fett und Schwarten befreien, in Stücke schneiden und in einer Pfanne in etwas Öl anbraten. Die Spargelstückchen abtropfen lassen. Die Eier mit Milch, Parmesan, gehackter Petersilie, Salz und Muskat gut verschlagen.
Auf den vorgebackenen Teig erst Schinkenstücke, dann Spargel und schließlich die Eimilch geben. Schnell wieder in den Backofen schieben und weitere 20 bis 25 Minuten backen, so daß die Eimilch stockt und der Teig leicht bräunt. Heiß in 8 Stücke schneiden und mit grünem Salat als kleine Mahlzeit servieren.

Landfrauenpastete

8 Stück von je 206 g

Pro Stück: 1620 Joule/380 Kalorien, 18 g E, 21 g F, 30 g KH, 2,5 BE

125 g Magerquark, 1/10 l Magermilch (100 g), 4 EL Öl (48 g), 1 gestrichener TL Salz, 250 g Weizenmehl Type 405 oder Type 1050, 1 Päckchen Backpulver

Für den Belag: 1 EL Öl (12 g), 300 g gemischtes Hackfleisch, 2 Zwiebeln (200 g), 4 mittelgroße Tomaten (300 g), 1 kleine Stange Lauch (150 g), 1 Stück Sellerie (100 g), 1 Möhre (100 g), 2 Eier (Gew.-Kl. 3), 2/10 l Sahne (200 g), 1 Bund Petersilie, Salz, Muskat, Oregano

Für den Quarkölteig zunächst den Quark mit Milch, Öl und Salz verrühren, dann das mit Backpulver vermischte Mehl unterkneten. Den Boden und einen 3 cm hohen Rand einer leicht gebutterten Springform von 26 cm Ø damit auskleiden und einige Male mit der Gabel einstechen. Den Teig beiseite stellen.
Für die Füllung das Öl im Topf erhitzen, das Hackfleisch darin braten, bis es krümelig wird. Die Zwiebeln schälen, sehr fein würfeln, mit dem Fleisch glasig braten. Die Tomaten überbrühen, schälen, würfelig schneiden, dazugeben. 10 Minuten dünsten, dann den Topf von der Kochstelle nehmen. Lauch, Sellerie und die Möhre putzen, waschen, in Ringe bzw. kleine Würfelchen schneiden oder grob reiben. Mit wenig Wasser separat 10 Minuten knapp garen. Mit den Eiern, der Sahne, der Petersilie und den Gewürzen unter die abgekühlte Masse geben. Alles würzig-pikant abschmecken. Die Masse auf den Teig verteilen.
Auf der zweiten Schiene von unten im gut vorgeheizten Backofen bei 225°C in etwa 30 Minuten backen. Heiß in 8 Stücke schneiden und mit frischem Salat servieren.

Pizza Neapolitaner Art

4 Stück von je ca. 300 g

Pro Stück: 2386 Joule/536 Kalorien, 24 g E, 35 g F, 32 g KH, 2,5 BE

150 g Weizenmehl Type 1050, ½ gestrichener TL Salz, 15 g Hefe oder 1 Päckchen Trockenhefe, knapp ⅛ l Milch (100 g), 1 TL Diabetikersüße, 3 EL Öl (36 g)

Für den Belag: 1 EL Öl (12 g), 1 kleine Dose geschälte Tomaten (Einwaage 350 g), 100 g magerer roher Schinken, 1 kleine Dose Champignons (Einwaage 240 g), 100 g Gouda (40% Fett i. Tr.), 50 g geriebener Emmentaler, 1 EL geriebener Parmesan (20 g), Salz, Oregano

Zunächst das Mehl mit dem Salz gut vermischen. Die Hefe mit etwas lauwarmer Milch und der Diabetikersüße verrühren, mit der restlichen Milch und dem Öl zum Mehl geben. Einen geschmeidigen Hefeteig kneten. Diesen zugedeckt an warmer Stelle aufgehen lassen. Nach etwa 2 Stunden eine kunststoffbeschichtete Springform ∅ 26 cm damit auslegen, den Rand etwa 1 cm hochziehen.
Die Teigplatte einige Male mit einer Gabel einstechen, dann mit der Hälfte des Öls den Teig bepinseln. Die abgetropften grobzerteilten Tomaten auf den Teig verteilen. Den Schinken in Stücke schneiden, die Champignons in Viertel oder Scheiben. Auch den Käse zerteilen, die Zutaten auf die Pizza legen. Gleichmäßig mit der geriebenen Käsemischung bestreuen, mit Salz und Oregano, also wildem Majoran, gut würzen und mit dem restlichen Öl leicht beträufeln.
Unbedingt nochmals gehen lassen. Der Backofen muß gut auf 220°C vorgeheizt werden, ehe die Pizza auf einem Rost auf der zweiten Schiene von oben in 25 bis 30 Minuten darin abgebacken wird.
Heiß in 4 Stücke teilen.

Große Pizza vom Blech

(Farbabbildung gegenüber Seite 33)
16 Stück von je ca. 115 g

Pro Stück: 1080 Joule/246 Kalorien, 9 g E, 13 g F, 24 g KH, 2 BE

200 g Weizenvollkornmehl Type 1700, 280 g Weizenmehl Type 1050, 2 gestrichene TL Salz, 20 g Hefe oder 1 Päckchen Trockenhefe, gut ¼ l Milch (250 g), 6 EL Öl (75 g))

Für den Belag: 2 große Zwiebeln (250 g), 4 EL Öl (50 g), 2 Knoblauchzehen, 1 große Dose geschälte Tomaten (Einwaage 500 g), 2 kleine Dosen Tomatenmark (Einwaage 40 g), 1 Lorbeerblatt, 1 EL Oregano, 1 EL Basilikum, 1 TL Pfeffer, 1 TL Salz, 4 Tropfen flüssiger Süßstoff, 100 g magerer gekochter Schinken, 200 g grüne Paprikaschoten, 100 g geriebener Emmentaler, 2 EL geriebener Parmesan (42 g)

Zunächst die beiden Mehlsorten gut mit dem Salz vermischen. Die Hefe mit einem Teil angewärmter Milch verrühren. Mit der restlichen Milch und dem Öl zum Mehl geben. Mit den Knethaken der Küchenmaschine einen weichen, geschmeidigen Hefeteig kneten. Diesen zu einer Kugel formen und zugedeckt an warmer Stelle aufgehen lassen.
Für den Belag – die Pizzaiola – die Zwiebeln schälen und in kleine Würfel schneiden. In einem großen flachen Topf 3 Eßlöffel Öl erhitzen, die Zwiebeln darin glasig dünsten. Dann die grobzerteilten Tomaten mit Gewürzen dazugeben und alle Zutaten bei schwacher Hitze 40 Minuten kochen lassen. Das Lorbeerblatt herausnehmen und die Pizzaiola abschmecken. Den Teig nochmals durchkneten, auf einem leicht gefetteten kunststoffbeschichteten Backblech ausrollen, einige Male mit der Gabel einstechen. Kurz gehen lassen. Dann die Pizzaiola darauf verteilen. Den Schinken von Schwarten und Fett befreien, in Stückchen schneiden und ebenfalls auf die Pizza geben. Die Paprikaschote putzen, mit kochendem Wasser überbrühen, dann in schmale lange Streifen schneiden. Auf die Pizza legen. Nun den Emmentaler, mit Parmesan vermischt, darüberstreuen, das restliche Öl leicht auf die Pizza träufeln.
Den so vorbereiteten Teig abermals 10 Minuten gehen lassen. Im gut vorgeheizten Backofen bei 225 °C auf der obersten Schiene 35 bis 40 Minuten backen. Heiß in 16 Stücke schneiden.

Tips: Bereiten Sie von der Pizzaiola gleich die doppelte Portion zu. Diese köstliche Tomatensoße schmeckt nämlich auch vorzüglich zu Reis und Spaghetti und kann auch für Lasagne genommen werden. Wer scharfe Sachen liebt, kann zusätzlich einige Peperoni und Sardellenstreifen auf die Pizza legen. Oder wandeln Sie den Belag mit einigen Artischockenvierteln ab.

Pizza mit Quarkölteig

20 Stück von je ca. 65 g

Pro Stück: 625 Joule/157 Kalorien, 8 g E, 8 g F, 12 g KH, 1 BE

125 g Magerquark, 1/10 l Magermilch (100 g), 4 EL Öl (48 g), 1 gestrichener TL Salz, 280 g Weizenmehl Type 405 oder Type 1050, 1 Päckchen Backpulver

Für den Belag: 500 g fleischige Tomaten, 150 g magerer gekochter Schinken, 150 g Champignons, 1 EL Zitronensaft, 150 g Emmentaler (40% Fett i. Tr.), 4 Sardellen, 4 eingelegte Peperoni, Salz, Pfeffer, Oregano, 50 g geriebener Emmentaler, 25 g geriebener Parmesan, 1 EL Öl

Tomaten mit kochendem Wasser überbrühen, schälen und in dünne Scheiben schneiden. Den Schinken von Schwarten und Fett befreien, in Stücke schneiden. Die Pilze putzen, waschen, in Scheiben schneiden. Damit sie weiß bleiben, mit Zitronensaft marinieren. Den Käse in Stücke schneiden. Alle Zutaten in der aufgeführten Reihenfolge auf den Teig verteilen. Die Sardellen in schmale Streifen schneiden, diagonal darauf garnieren. Peperoni ganz oder geschnitten auflegen. Alles kräftig mit Salz, Pfeffer und Oregano würzen. Die Käsemischung darüberstreuen, dann das Öl über das Ganze träufeln. Der Teig braucht nicht zu gehen. Auf der zweiten Schiene von oben im vorgeheizten Backofen (200°C) 25 bis 30 Minuten backen. Heiß in 20 Stücke teilen und sogleich servieren.

Tips: Diese Pizza kann sehr gut eingefroren werden. Es lohnt sich, vom Quarkölteig gleich die doppelte Portion herzustellen. Er kann nämlich auch zu Apfel- oder Pflaumenkuchen, Apfeltaschen, Apfel im Schlafrock oder mit einer Mohn- oder Nußfüllung zu Schnecken oder Kolatschen verarbeitet werden. Es ist dabei in keinem Fall nötig, den Teig zu süßen.

Fleischstrudel

8 Stück von je 75 g

Pro Stück: 1159 Joule/259 Kalorien, 12 g E, 16 g F, 18 g KH, 1½ BE

150 g Weizenmehl Type 405, ½ gestrichener TL Salz, 2½ EL Öl (30 g), 1 EL Essig, 1 EL Wasser

Für die Füllung: 2 große Zwiebeln (300 g), 5 EL Öl (60 g), 300 g mageres Rinderhack (Tatar), 1 Ei (Gew.-Kl. 3), ½ gestrichener TL Steinpilzpulver, Salz, Pfeffer, 1 Bund Petersilie, ⅛ l Milch (125 g)

Für den Strudelteig das zimmerwarme Mehl mit Salz, Öl, Essig und Wasser vermischen und zu einem glatten Teig verkneten. Er darf nicht mehr an der Arbeitsplatte kleben. In einen Plastikbeutel stecken und an warmer Stelle ruhen lassen.
Für die Füllung die Zwiebeln schälen, sehr klein würfeln und bei milder Hitze in einem Eßlöffel Öl gut glasig dünsten. In einer Schüssel mit dem Hackfleisch, Ei, Steinpilzpulver, Salz, Pfeffer und gehackter Petersilie vermischen. Den Teig auf einem bemehlten Tuch ausrollen bzw. ausziehen. Mit 2 EL Öl bepinseln, die Fleischmasse darauf verteilen. Mit Hilfe des Tuches aufrollen und gebogen in eine geölte Bratreine legen. Das restliche Öl über den Strudel pinseln, die Milch daraufgießen. Auf der zweiten Schiene von unten im vorgeheizten Backofen bei 220°C 40 Minuten backen. Heiß in 8 Stücke teilen und mit einer Meerrettich- oder Currysoße und reichlich frischem grünem Salat als Hauptgericht servieren.

Tips: Vom Strudelteig können Sie gleich die doppelte Portion zubereiten. Dann backen Sie entweder gleich zusätzlich einen Apfel-, Quark-, Kirsch- oder Mohnstrudel oder Sie bewahren die zweite Teighälfte im Plastikbeutel im Kühlschrank maximal 8 Tage auf.

Heiße Hackbrötchen

4 Stück von je 140 g

Pro Stück: 1379 Joule/327 Kalorien, 53 g E, 11 g F, 31 g KH, 2½ BE

1 mittelgroße Zwiebel (100 g), 1 EL Öl (12 g), 300 g mageres Rinderhack (Tatar), 100 g mageres Schweinehack, 4 EL Paniermehl (60 g), 6 EL Wasser, 1 Ei (Gew.-Kl. 3), 1 TL Kapern oder 4 gefüllte Oliven oder ½ gestrichener TL Edelsüßpaprika, Salz, Pfeffer, 4 Roggenbrötchen (à 40 g)

Zum Dekorieren: Kopfsalatblätter, Gurkenscheiben, Tomatenachtel, eingelegte Tomatenpaprikastreifen

Diese schmackhaften heißen Brötchen sind allgemein beliebt und sind auch eine willkommene Bewirtung für kleine Feste. Man kann gut größere Mengen auf einmal zubereiten. Wenn im Kleinhaushalt nicht alle Brötchen auf einmal verzehrt werden, können die restlichen – allerdings vorgebacken – sehr gut gefroren werden.
Die Zwiebel schälen, sehr klein würfeln und in einer kunststoffbeschichteten Pfanne in Öl bei geringer Hitze gut glasig dünsten. Mit dem Hackfleisch, Paniermehl, Wasser, Ei und den Gewürzen gut vermengen und abschmecken. Die Brötchen halbieren. Eventuell etwas vom Inneren herauslösen. Dann die Brötchen mit dem Hackteig füllen.
Im vorgeheizten Backofen bei 200 °C auf dem Backblech auf der obersten Schiene 15 bis 20 Minuten backen. Mit frischem Grün garniert sogleich servieren.

Tips: Mit einer großen Schüssel gemischtem Salat ergeben diese schmackhaften Brötchen eine ausreichende Abendmahlzeit. Reste schmecken kalt auch sehr gut.

Hackfleischstrudel

10 Stück von je 90 g

Pro Stück: 825 Joule/192 Kalorien, 7 g E, 6 g F, 24 g KH, 2 BE

125 g Magerquark, ⅒ l Magermilch (100 g), 4 EL Öl (48 g), 1 gestrichener TL Salz, 130 g Weizenmehl Type 405, 130 g Weizenmehl Type 1050, 1 Päckchen Backpulver, 5 g Butter, 2 EL Milch (30 g)

Für die Füllung: 1 Zwiebel (100 g), 1 EL Öl (12 g), 400 g mageres, gemischtes Hackfleisch, 4 EL Paniermehl (60 g), ⅒ l Wasser (100 g), 1 EL Kognak, 1 Ei (Gew.-Kl. 3), 100 g Gewürz- oder Salatgurke, Salz, Pfeffer, Edelsüßpaprika oder Oregano und Thymian

Für diesen beliebten Strudel eignet sich der schnell zuzubereitende Quarkölteig vorzüglich. Den Quark mit Milch, Öl und Salz in einer Schüssel verrühren, dann das mit Backpulver gemischte Mehl darunterkneten. Den Teig beiseite stellen.
Für die Füllung die Zwiebel schälen, sehr klein würfeln, in heißem Öl glasig

braten. Mit dem Hackfleisch, Paniermehl, Wasser, Kognak, Ei, der geschälten, kleingewürfelten oder grob geriebenen Gurke und den Gewürzen zu einer streichfähigen Fleischmasse vermengen. Auf bemehlter Unterlage den Teig zu einem Rechteck von 30 × 40 cm ausrollen. Den Fleischteig daraufstreichen, das Ganze aufrollen. Oben gleichmäßig mit der Gabel einstechen oder nicht zu tief mit der Schere schuppenartig einschneiden. Die Rolle vorsichtig auf ein gebuttertes Backblech heben, mit Milch bepinseln, damit sie nach dem Backen appetitlich glänzt. Auf der mittleren Schiene im vorgeheizten Backofen bei 200 °C in gut 40 Minuten goldbraun backen. Noch heiß diagonal in 10 Stücke schneiden.

Tips: Mit einer würzigen Tomatensoße oder einer Cremesoße aus frischen Champignons und einer großen Schüssel gemischtem Salat ist dieser Hackfleischstrudel ein leckerer Schmaus, von dem sicherlich nichts übrigbleiben wird, denn auch die Nichtdiabetiker der Familie mögen das Gericht bestimmt gerne. Für den Kleinhaushalt raten wir, die Hälfte des Strudels für einen späteren Verzehr einzugefrieren. Für eine größere Familie hingegen empfehlen wir, gleich die doppelte Portion zuzubereiten. Beide Strudel können nebeneinander auf dem Blech abgebacken werden. Der eine wird entweder als Ganzes oder in Stücke geteilt eingefroren. Selbst kalt schmeckt der Strudel und wird als Wanderproviant oder beim Picknick gerne gegessen.

Strudel mit pikanter Quarkfüllung

8 Stück von je 138 g

Pro Stück: 1351 Joule/358 Kalorien, 20 g E, 12 g F, 30 g KH, 2,5 BE

230 g Weizenmehl Type 405, ⅛ l Wasser (125 g), 1 gestrichener TL Salz, 3 EL Öl (36 g)

Für die Füllung und zum Begießen: 500 g trockener Magerquark, 2 Eier (Gew.-Kl. 3), 50 g Speisestärke, 4 EL Milch (50 g), ½ gestrichener TL Salz, 1 TL getrocknete Dillspitzen, 100 g magerer gekochter Schinken, 300 g Champignons, 1 EL Zitronensaft, 4 EL Paniermehl (60 g), 20 g Butter, ¼ l Milch (250 g)

Für den Strudelteig zunächst alle Zutaten in eine Schüssel geben und am besten mit dem Knethaken der Küchenmaschine zu einem glatten, geschmeidigen Teig verkneten. Die Teigkugel dünn mit Öl bepinseln, mit Plastikfolie abdecken und an warmer Stelle mindestens 20 Minuten ruhen lassen.
Für die Füllung den Quark mit Eiern, Stärke, Milch, Salz und Dill gut vermischen. Den Schinken von Schwarten und Fetträndern befreien, in schmale Streifen oder kleine Würfel schneiden. Die Champignons putzen, waschen, in Scheiben schneiden, mit Zitronensaft beträufeln, so daß sie weiß bleiben. Schinken und Champignons unter den Quark geben.
Auf einem bemehlten Tuch den Teig so groß und dünn wie möglich ausrollen bzw. -ziehen. Erst dünn mit Paniermehl bestreuen, dann die Quarkmasse daraufstreichen. Mit Hilfe des Tuches aufrollen. Eine eckige Bratreine mit

Butter bepinseln, den Strudel gebogen hineinlegen, die Milch zur Hälfte daraufgießen. Auf dem Rost auf der mittleren Schiene im vorgeheizten Backofen bei 225 °C 50 bis 55 Minuten backen. Nach der halben Backzeit die restliche Milch auf den Strudel gießen, so daß er nicht zu trocken wird. Den heißen Quarkstrudel in 8 Stücke schneiden.
Dazu passen Tomaten- oder Currysoße und ein gemischter Salat beispielsweise aus Gurken, Tomaten, Paprika, Bohnen, einigen grünen Salatblättern.

Tips: Wenn Sie in Ihrem Haushalt keine bayerische Bratreine haben, schneiden Sie den Strudel nach dem Aufrollen in zwei Stücke. Buttern Sie zwei kunststoffbeschichtete Kastenformen von 30 cm Länge gut aus und legen Sie die Strudel dahinein. Sie lassen sich später besonders gut portionieren. Wenn Sie die Hälfte eingefrieren wollen, stecken Sie die eine Form mit dem Strudel nach Erkalten in einen Plastikbeutel und stellen ihn so für 24 Stunden ins Gefriergerät. Dann die Form rasch mit der Unterseite in heißes Wasser tauchen, so daß sich der Strudel löst. Diesen in Folie verpacken und endgültig gefrieren. Zum Aufbacken wieder in die Form geben.

Würstchen im Kartoffelteig

6 Stück von je 130 g

Pro Stück: 1116 Joule/266 Kalorien, 21 g E, 8 g F, 25 g KH, 2 BE

700 g mehlige Kartoffeln, 1 Ei (Gew.-Kl. 3), 100 g Mehl Type 405, ½ gestrichener TL Salz, Muskat

6 Geflügelbratwürste à 100 g, 1 EL Öl (12 g), ½ Ei (Gew.-Kl. 3), 1 EL Wasser (15 g)

Die Kartoffeln als Pellkartoffeln garen und über Nacht abkühlen lassen. Schälen, fein reiben. 500 g Kartoffeln abwiegen. Mit Ei, Mehl, Salz und Muskat zum Teig verarbeiten.
Auf bemehlter Arbeitsplatte etwa ½ cm dick ausrollen. Das Rechteck in 6 lange Streifen schneiden. Die Würstchen mit Öl bepinseln, hellbraun grillen. Etwas abkühlen lassen und mit den langen Teigstreifen spiralartig umwickeln. Das Ei mit Wasser verschlagen, die Oberfläche damit bepinseln. Dann die Würstchen auf ein gefettetes oder mit Backtrennpapier belegtes Backblech legen. Auf der zweiten Schiene von oben im vorgeheizten Backofen bei 220 °C in 30 Minuten goldbraun backen und heiß zu Tisch bringen. Mit grünem oder gemischtem Salat ein beliebtes, leichtes Hauptgericht, welches nach Belieben noch mit Tomatenketchup gewürzt werden kann.

Tip: Natürlich können Sie dieses Rezept auch mit anderen Würstchen zubereiten, doch sind die Geflügelbratwürstchen die kalorienärmsten. Relativ günstig sind die Nährstoffwerte von Wiener Würstchen. Fette Bratwürstchen sollten vor dem Grillen mit der Gabel eingestochen werden, damit wenigstens ein Teil des hohen Fettgehalts herausfließen kann.

Pikantes Kleingebäck

Im Gegensatz zu unseren Nachbarländern Holland, Belgien, Frankreich und England spielt bei uns das selbstgemachte pikante Kleingebäck eine sehr geringe Rolle. Die meisten Bundesbürger geben sich mit industriell gefertigten Chips, Fischchen, Laugenbrezeln oder Salzstangen oder mit relativ faden Weißmehlplätzchen zufrieden. Für den Feinschmecker ist bei diesem Sortiment nichts zu finden.

Insbesondere für den Übergewichtigen ist das Angebot fatal, denn nur allzu oft wird unbewußt beim Fernsehen, Stricken oder bei der Party geknabbert: dickmachende Kalorien durch hohen Fettgehalt, keine Mineralstoffe oder Vitamine. Für den Zuckerkranken hingegen ist die Portionierung schwierig, der Fettgehalt unbedingt schädlich. Unsere Rezepte wurden genau berechnet. So kann jeder selbst beurteilen, ob die Nährstoffzusammensetzung ihm guttun wird.

Daß Übergewichtige hohem Fettkonsum ausweichen müssen, kann gar nicht oft genug betont werden. Daß Gebäck mit Vollkornmehlen länger vorhält, haben wir ebenfalls schon erwähnt. Für den Diabetiker ist das angebotene Sortiment eine willkommene Bereicherung für die kleinen Zwischenmahlzeiten. Keinesfalls möchten wir den Magerjoghurt oder den kleinen Apfel aus den ihm zukommenden bewährten Positionen verdrängen. Sie sind schlechthin die idealen Lösungen für die Zwischenmahlzeiten. Doch gibt es Situationen, bei denen weder ein Joghurt ausgelöffelt noch in einen Apfel gebissen werden kann. Dann sind unsere pikanten Kekse ideal. Außerdem: wer würde sich nicht über ein wenig Abwechslung freuen!

Wenn Sie ein größeres Gefriergerät haben, sollten Sie mindestens das doppelte Rezept von Schinkenhörnchen, Käsestangen oder -taschen backen. Noch lauwarm werden die nicht zum sofortigen Verzehr vorgesehenen Stückchen portionsweise in Alufolie gewickelt und eingefroren. So können sie später einzeln entnommen werden und in die Schultasche, die Akten- oder Handtasche, das Handschuhfach des Autos gesteckt werden. Käsestangen, die sehr mürbe und bruchempfindlich sind, werden am besten in Blechdosen gepackt und darin eingefroren. Hartes danebenliegendes Gefriergut kann ihnen dann auch beim Umräumen nichts anhaben. Vor dem Verzehr nochmals für einige Minuten in den vorgeheizten Backofen schieben.

Wir haben alle Rezepte getestet und für gut befunden. Trotzdem möchten wir Sie zum weiteren Ausprobieren anregen. Tauschen Sie die angegebenen Mehlsorten, besonders das Weizenmehl der Type 405, durch 1050 oder Vollkornmehl, vielleicht auch -schrot ganz oder teilweise aus. Vergessen Sie aber nicht, das Experiment zusätzlich in das Buch einzutragen, natürlich auch das Ergebnis. Dieses Backbuch ist ein Arbeitsbuch; Sie sollen es benutzen und gebrauchen! Auch bei den geschmackgebenden Zutaten haben Sie Variationsmöglichkeiten: Mohn, Kümmel, Kardamom, Sesam, Fenchel und Anis, natürlich auch Paprika und Reibkäse. Selbst bei diesem können Sie Abwechslung schaffen. Statt Parmesan verwendeten wir erfolgreich trockenen Schafskäse aus den Pyrenäen, der Emmentaler kann durch Sbrinz oder alten Edamer ausgetauscht werden. Bewährt haben sich auch Mischungen verschiedener Käsesorten. Dazu eignen sich allerdings nur nicht zu junge Hartkäse, sonst läßt sich der Teig nicht gut und geschmeidig verarbeiten.
Für alle Rezepte in diesem Kapitel gilt noch folgender Tip: Sollten Sie feststellen, daß der Teig und damit auch das Gebäck zu bröselig wird, müssen Sie noch etwas Flüssigkeit hinzugeben – kalorienarme natürlich, am besten ist Wasser.

Käsegebäck

27 Stück von je 13 g

Pro 3 Stück oder 40 g: 724 Joule/174 Kalorien, 6 g E, 10 g F, 12 g KH, 1 BE

150 g Weizenmehl Type 405 oder 1050, 2 gestrichene TL Backpulver, ½ gestrichener TL Salz, 125 g Magerquark, 100 g Butter oder Diätmargarine

Für die Füllung: 2 EL Milch (30 g), 4 EL geriebener Parmesankäse (42 g) oder 1 Beutel, 1 EL Kümmel

Zunächst das Mehl mit Backpulver und Salz gut mischen, den Magerquark – er sollte möglichst trocken sein – und die kalte Butter oder Margarine rasch unterkneten. Je schneller die Masse geknetet wird, um so besser. Für 30 Minuten in den Kühlschrank legen.
Den Teig auf leicht bemehlter Unterlage ausrollen. Dann mit Milch bepinseln. Den Käse daraufstreuen. Wer will, kann zusätzlich noch Kümmel daraufgeben. Den Belag leicht mit dem Rollholz festdrücken. Dann Stangen von 2 cm Breite und 12 cm Länge ausrädeln. Auf ein mit Backtrennpapier belegtes Backblech legen. Im gut vorgeheizten Backofen bei 220 °C 5 Minuten backen, dann die Temperatur auf 200 °C drosseln. Das Gebäck möglichst hoch einschieben und nicht zu hell herausnehmen. Es darf aber auch nicht verbrennen, weil dann der Käse bitter schmeckt.
Auf einem Rost erkalten lassen. Möglichst frisch verzehren. Schmeckt vorzüglich zu trockenem Wein. Reste in einer gut verschließbaren Blechdose aufbewahren. Eventuell vor dem Verzehr noch einmal kurz in den Backofen schieben.

Gerührtes Käsegebäck

75 Stück von je 6 g

Nicht für Übergewichtige geeignet!

Pro 5 Stück oder 30 g: 947 Joule/224 Kalorien, 6 g E, 16 g F, 12 g KH, 1 BE

150 g Butter oder Diätmargarine, 180 g sehr feingeriebener Gruyère, ½ gestrichener TL Salz, 1 TL Edelsüßpaprika, 4–6 EL Sahne (bis 75 g), 250 g Weizenmehl Type 1050, 1 gestrichener TL Backpulver

Zum Garnieren: 1 Eigelb (Gew.-Kl. 3), 2 EL Wasser, 2 EL Sesamsamen (30 g), 2 EL grobgehackte Mandeln (30 g)

Für den Teig das Fett mit dem Käse und den Gewürzen gut schaumig rühren. Knapp die Hälfte des Mehls abwechselnd mit der Sahne darunterrühren. Den Rest des Mehls mit dem Backpulver gut vermischen und unter den Teig kneten. In Plastikfolie einschlagen und für mindestens 3 Stunden in den Kühlschrank legen. Portionsweise auf leicht bemehlter Unterlage ziemlich dick, also etwa 6 bis 7 mm, ausrollen. Mit einer Mischung aus zerschlagenem Eigelb und Wasser bepinseln. Zum einen Teil mit Sesamsamen, zum anderen Teil mit Mandeln bestreuen. Dann große Kringel von etwa 7 cm Durchmesser, 5 cm große Sechsecken und nicht zu kleine Monde ausstechen. Dabei darauf achten, daß nicht zuviel an Teigresten übrigbleibt. Diese werden nochmals zusammengeknetet und wieder ausgerollt, bis der ganze Teig verarbeitet ist.
Ein Backblech mit Backtrennpapier belegen, das Gebäck daraufgeben. Im vorgeheizten Backofen bei 200 °C auf der obersten Schiene in etwa 15 Minuten goldbraun backen. Das noch heiße Gebäck vorsichtig mit Hilfe des Papiers vom Backblech ziehen und auf einem Gitter auskühlen lassen. Dann in verschließbare Blechdosen verpacken.

Tip: Für festliche Gelegenheiten können Sie dieses Gebäck auf der Unterseite mit einer pikanten Käsecreme aus Edelpilzkäse und Butter zu gleichen Teilen bestreichen und dann jeweils zwei zusammensetzen. Sie müssen dann aber gleich verzehrt werden und sind natürlich wesentlich kalorienreicher.

Salzstangen

52 Stück von je 7 g

Pro 3 Stück oder 21 g: 454 Joule/107 Kalorien, 2 g E, 5 g F, 12 g KH, 1 BE

165 g Weizenmehl Type 1050, 100 g Speisestärke, 1 EL Weizenbackschrot Type 1700 (20 g), 2 gestrichene TL Backpulver, 1 gestrichener TL Salz, 1 Ei (Gew.-Kl. 3), 80 g Butter oder Diätmargarine, 4 EL Milch (60 g)

Zum Garnieren: 2 EL Milch (30 g), grobes Salz, Kümmel

Zunächst das Mehl mit Stärke, Schrot, Backpulver und Salz gleichmäßig vermischen. Das Ei und die in Flöckchen verteilte kalte Butter oder Margarine

daraufgeben, ebenso die Milch. Alle Zutaten rasch mit kühlen Händen zum glatten Teig verkneten. Für 20 Minuten in Plastik eingeschlagen in den Kühlschrank stellen. Auf leicht bemehlter Unterlage etwa 3 mm dick ausrollen. Mit Milch bepinseln, mit grobem Salz und Kümmel bestreuen. Kleinfingerbreite, 10 cm lange Streifen ausschneiden. Spiralförmig gedreht auf ein mit Backtrennpapier belegtes Backblech legen.
Im vorgeheizten Backofen auf der obersten Schiene bei 200°C etwa 10 Minuten goldbraun backen. Auf einem Rost auskühlen lassen. Nach Erkalten in eine gut verschließbare Blechdose verpacken. Diese pikanten Salzstangen schmecken vorzüglich zum trockenen Wein und können, eventuell mit etwas Obst oder Joghurt kombiniert, sehr gut als kleine Zwischenmahlzeit gereicht werden.

Parmesantaler

(Farbabbildung gegenüber Seite 48)
30 Stück von je 8 g

Pro 5 Stück oder 40 g: 1043 Joule/247 Kalorien, 11 g E, 20 g F, 12 g KH, 1BE

100 g Weizenmehl Type 1050, 100 g Butter oder Diätmargarine, 100 g geriebener Parmesan, 1 Msp. Edelsüßpaprika

Das Mehl mit kalten Fettflöckchen, Reibkäse und Paprika rasch zum glatten Teig verkneten. In Plastikfolie eingeschlagen 20 Minuten im Kühlschrank kühlen. Portionsweise auf bemehlter Unterlage etwa 3 mm dick ausrollen. Runde Plätzchen von 6 cm Ø ausstechen. Auf mit Backtrennpapier versehene Backbleche legen. Mit Milch bepinseln. Auf der obersten Schiene im vorgeheizten Backofen bei 180°C in 12 bis 15 Minuten goldgelb backen. Auf einem Gitter abkühlen lassen, dann in gut verschließbare Blechdosen verpacken.

Tip: Dieses pikante Käsegebäck können Sie sehr gut einfrieren. Wenn Sie es zuvor in verschließbare Dosen verpacken, laufen Sie nicht Gefahr, daß das Gebäck zerbröckelt.

Gedrehte Käsestangen

(Farbabbildung gegenüber Seite 48)
12 Stück oder 400 g

Pro 1 Stück oder 33 g: 593 Joule/150 Kalorien, 11 g E, 17 g F, 12 g KH, 1 BE

1 Packung Tiefkühlblätterteig (300 g), 60 g Weizenmehl Type 1050, 60 g Butter oder Margarine, 60 g geriebener Parmesan, 1 EL Weizenkeime (20 g), Salz, Edelsüßpaprika, ½ Ei (Gew.-Kl. 3)

Zum Bepinseln: ½ Ei (Gew.-Kl. 3), 2 EL Milch (30 g)

Den Blätterteig auftauen lassen. Für die Füllung das Mehl mit kalten Fettflöckchen, Reibkäse, Weizenkeimen, Salz, Paprika und dem halben Ei rasch

verkneten. Nun den Blätterteig zu einem großen Rechteck ausrollen. Die Füllung darauf verteilen, mit dem Rollholz andrücken. Den Teig doppelt zusammenlegen. Abermals mit dem Rollholz bearbeiten, damit die einzelnen Lagen gut zusammenkleben. Mit einer Mischung aus Ei und Milch bepinseln. Dann mit einem Teigrädchen oder einem scharfen Messer in 12 Streifen von 2 cm Breite und 20 cm Länge schneiden. Diese zweifach gedreht auf ein mit Backtrennpapier belegtes Backblech legen.
Auf der obersten Schiene im gut vorgeheizten Backofen bei 220°C 20 bis 25 Minuten backen. Das Gebäck soll sich leicht anfühlen, darf aber nicht zu dunkel sein, weil es sonst bitter schmeckt. Auf einem Kuchengitter auskühlen lassen. Dann in gut verschließbaren Dosen aufbewahren.
Frisch schmeckt es am allerbesten. Es kann natürlich auch – am besten in Dosen – tiefgekühlt werden. Doch sollte es dann kurz vor dem Verzehr abermals für 3 Minuten in den heißen Backofen geschoben werden.
Für den Diabetiker eine beliebte Zwischenmahlzeit.

Schweizer Käseplätzchen

48 Stück von je 6 g

8 Stück oder 50 g: 836 Joule/198 Kalorien, 5 g E, 14 g F, 12 g KH, 1 BE

Nicht für Übergewichtige geeignet!

150 g Weizenmehl Type 405, ¼ gestrichener TL Salz, 60 g feingeriebener Emmentaler Käse, 60 g Butter oder Diätmargarine, 1 Eigelb, 2 EL Sahne (30 g)

Das Mehl mit Salz und Reibkäse gut vermischen, das Fett in Flöckchen mit dem Eigelb und der Sahne dazugeben. Mit kühlen Händen alle Zutaten rasch zum glatten Teig verkneten. Eine Rolle von 5 cm Durchmesser formen, in Alufolie gewickelt über Nacht kühlen. Wenn Sie es eilig haben, können Sie die Rolle auch für 2 Stunden ins Gefrierfach legen, doch ist die erste Methode die bessere.
Mit einem sehr scharfen Messer mit glatter Klinge in 2 mm dicke Scheiben schneiden. Diese auf ein mit Backtrennpapier versehenes Backblech legen. Im vorgeheizten Backofen bei nicht zu starker Hitze (180°C) nicht zu dunkel backen. Die Ränder sollten eben braun sein. Wenn das Käsegebäck zu dunkel ist, schmeckt es nämlich bitter.
Auf einem Rost gut auskühlen lassen. Erst danach in gut verschließbare Blechdosen verpacken. Diese Käseplätzchen können als kleine Zwischenmahlzeit oder zum trockenen Sherry oder Wein als Knabbergebäck gereicht werden und sind auch bei Nichtdiabetikern sehr beliebt.

Tips: Wandeln Sie das Rezept durch andere Reibkäse ab: alter Gouda oder ein italienischer Schafskäse bringen vorzügliche Ergebnisse. Zusätzlich können Sie den Teig durch etwas Bohnenkraut, Paprika, Pfeffer oder Muskat würzen. Kümmel ist ebenfalls eine gute Ergänzung, soll aber zuvor entweder gemahlen oder im Mörser zerstoßen werden.

Vollkornkäsegebäck

24 Stück von je 8 g

5 Stück oder 40 g: 796 Joule/187 Kalorien, 7 g E, 12 g F, 12 g KH, 1 BE

50 g Butter oder Diätmargarine, 40 g geriebener Parmesankäse (32% Fett i. Tr.), 1 Ei (Gew.-Kl. 3), ½ TL Salz, 100 g Weizenvollkornmehl Type 1700

Für diese schmackhaften salzigen Kekse das Fett mit Käse, Ei und Salz mit dem Elektroquirl kurz verrühren. Dann das Mehl darunterkneten. Eine gut 20 cm lange Rolle von etwa 8 cm Ø formen, in Pergamentpapier oder Alufolie wickeln und 20 Minuten ins Frosterfach legen. In 24 knapp 1 cm dicke Scheiben schneiden. Diese auf ein mit Backtrennpapier belegtes Blech legen. Jedes Plätzchen zweimal mit der bemehlten Gabel eindrücken.
Im gut vorgeheizten Backofen (200 °C) in 12 bis 15 Minuten hellbraun backen. Auf einem Rost erkalten lassen. Dann in eine fest verschließbare Blechdose verpacken.

Pikante Schuhsohlen

45 Stück von je 9 g

3 Stück oder 27 g: 755 Joule/190 Kalorien, 5 g E, 5 g F, 24 g KH, 2 BE

125 g Weizenmehl Type 405, 125 g Weizenmehl Type 1050, 25 g Weizenkeime, ¾ TL Salz, 1 EL Kümmel, 100 g Butter oder Diätmargarine, 1 Ei (Gew.-Kl. 3), 2–3 EL Joghurt (30 g)

Das Mehl mit den Weizenkeimen, dem Salz und dem im Mörser oder mit Hilfe der Teigrolle auf dem Backbrett zerquetschten Kümmel im trocknen Zustand gut vermischen. Die kalte Butter oder Margarine in Flöckchen daraufgeben. Ei und Joghurt zufügen und alle Zutaten kurz zusammenkneten. Zu zwei Rollen von etwa 4 cm Ø ausformen, diese 30 Minuten kühlen. Mit einem sehr scharfen Messer in etwa ¾ cm dicke Scheiben schneiden. Mit Hilfe des Rollholzes die runden Plätzchen noch etwas dünner ausrollen und ihnen dabei gleichzeitig eine länglich-ovale Form geben.
Das kunststoffbeschichtete Backblech mit einer Speckschwarte einfetten, die Schuhsohlen darauflegen. Mit Milch bepinseln. Auf der obersten Schiene die ersten 10 Minuten im vorgeheizten Backofen bei 225 °C, die weiteren 5 bis 10 Minuten bei 180 °C goldbraun backen. Auf einem Rost abkühlen lassen. Erkaltet in gut verschließbare Blechdosen verpacken.

Tips: Für den Kleinhaushalt raten wir, Teilportionen in Plastikbeuteln verpackt möglichst noch im lauwarmen Zustand ins Gefriergerät zu geben. Das Gebäck hält sich dort bedenkenlos 6 Wochen.

Gedrehte Käsestangen und Parmesantaler (beides siehe Seite 46), vorn links im Bild Schinkenhörnchen mit Quarkblätterteig (siehe Seite 50)

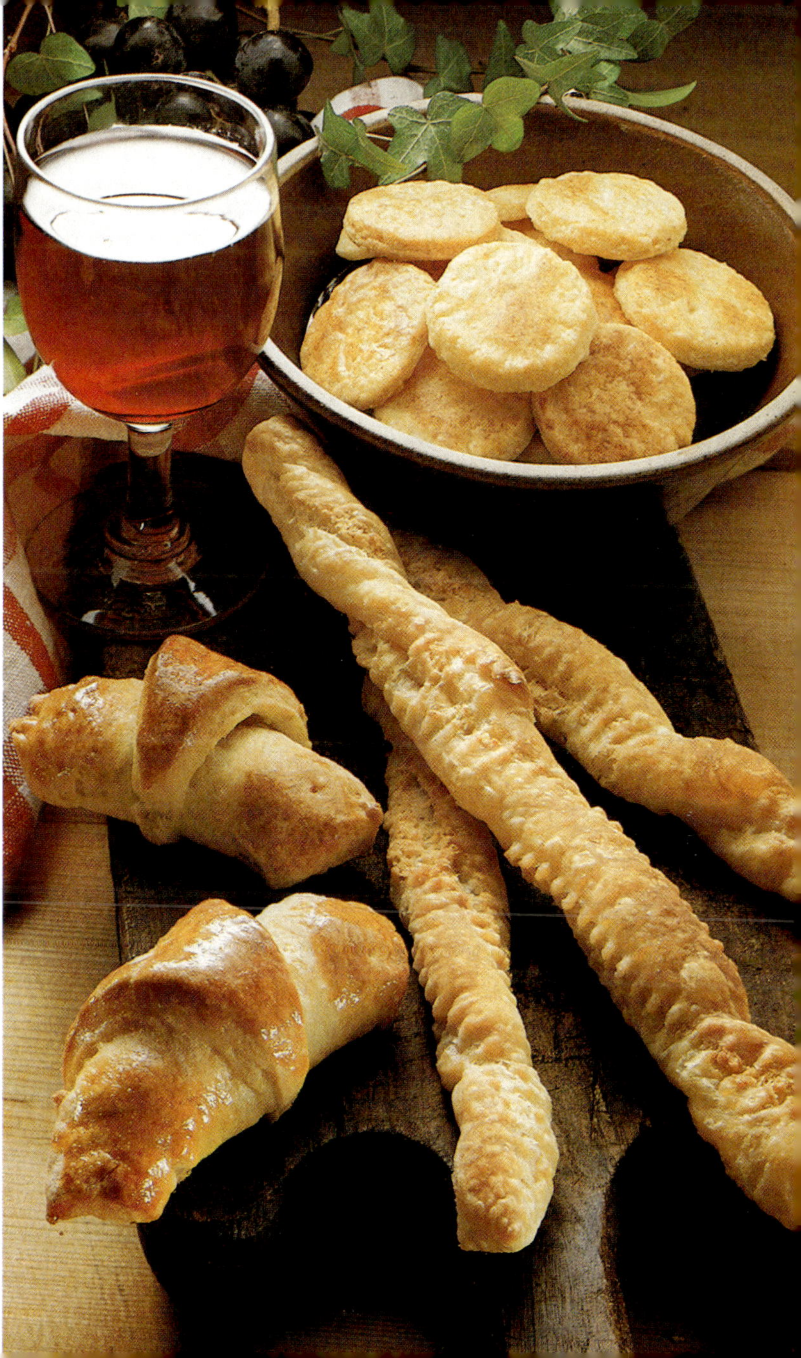

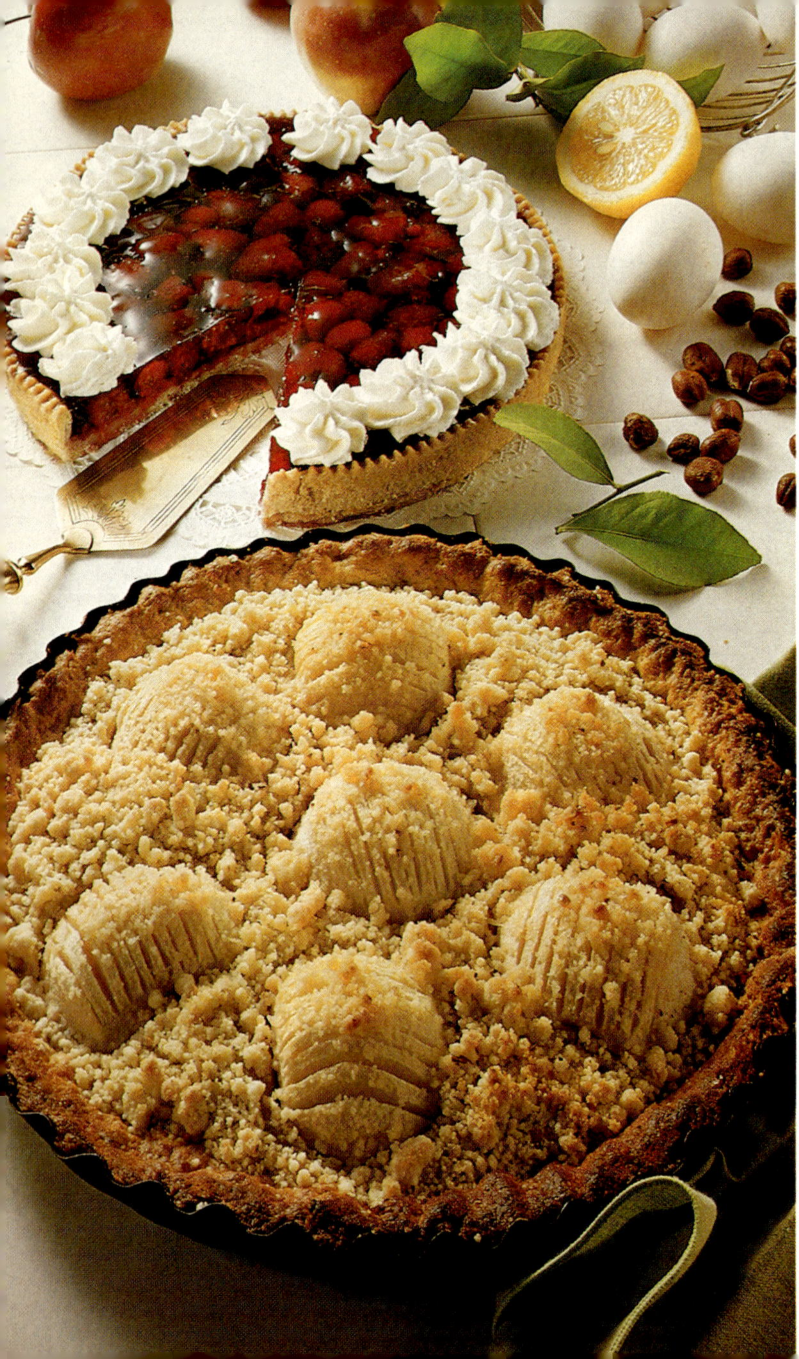

Natürlich könnten Sie den Teig auch in der üblichen Weise 2 bis 3 mm dick ausrollen und Plätzchen ausstechen.

Mohnrauten

60 Stück von je 5 g

4 Stück oder 20 g: 458 Joule/95 Kalorien, 3 g E, 4 g F, 12 g KH, 1 BE

20 g Hefe, 1/8 l Milch (125 g), 1/2 gestrichener TL Fruchtzucker, 2 EL Öl (24 g), 125 g Weizenvollkornmehl Type 1700, 125 g Weizenschrot Type 1700, 2 EL Milch (30 g), 4 EL Mohn (60 g), 1 TL grobes Salz

Die Hefe mit Milch, Zucker und Öl verrühren, dann das Mehl und Schrot dazugeben. Alles zu einem geschmeidigen, nicht zu festen Teig verkneten. Zugedeckt an warmer Stelle gehen lassen, bis der Teig das doppelte Volumen hat.
Auf bemehlter Unterlage etwa 4 mm dick ausrollen. Mit Milch bepinseln. Mit Mohn und grobem Salz bestreuen. Die Garnierung mit dem Rollholz etwas andrücken. Den Teig mit Hilfe eines Teigrädchens in Rauten von 6 cm Kantenlänge schneiden.
Auf ein mit Backtrennpapier versehenes Kuchenblech legen. Nochmals an warmer Stelle aufgehen lassen. Im vorgeheizten Backofen (200°C) auf der obersten Schiene in etwa 12 bis 15 Minuten mittelbraun backen. Herausnehmen und auf einem Gitter abkühlen lassen. In gut verschließbaren Blechdosen aufbewahren.

Kümmelstengel

50 Stück von je 6 g

5 Stück oder 30 g: 760 Joule//162 Kalorien, 2 g E, 10 g F, 12 g KH, 1 BE

180 g Weizenmehl Type 1050, 125 g Butter oder Diätmargarine, 5–6 EL saure Sahne (80 g), 1/2 gestrichener TL Salz, Kümmel zum Bestreuen

Das Mehl mit Fettflöckchen, Sahne und Salz auf eine Arbeitsplatte oder in eine Schüssel geben und mit kühlen Händen rasch zum Teig verkneten. Sollte dieser kleben, für eine Stunde in den Kühlschrank stellen.
Den Teig etwa 3 mm dick ausrollen, großzügig mit Kümmel bestreuen. Mit dem Rollholz etwas andrücken, damit er besser haftet. Am besten mit Hilfe eines Lineals Rechtecke von 2 × 10 cm ausrädeln. Auf einem gefetteten kunststoffbeschichteten Backblech auf der obersten Schiene im vorgeheizten Backofen bei 200°C ca. 10 Minuten backen.

Apfelkuchen mit Streuseln (siehe Seite 64), Himbeerkuchen mit Weinguß (siehe Seite 67)

Sardellentaschen mit Quarkblätterteig

32 Stück von je 14 g

Pro Stück: 315 Joule/70 Kalorien, 2 g E, 3 g F, 6 g KH, ½ BE

260 g Weizenmehl Type 405 oder halb Type 405 und halb Type 1050, ½ gestrichener TL Salz, 260 g trockener Magerquark, 125 g Butter oder Diätmargarine, 2 kleine Dosen Sardellen (à 75 g)

Zum Bestreichen: ½ Ei (Gew.-Kl. 3), 2 EL Wasser

Da der Quark für dieses Gebäck sehr trocken sein muß, geben Sie am besten eine etwas größere Menge Magerquark tags zuvor auf ein mit einem Geschirrtuch ausgelegtes Sieb. So kann weitere Molke abtropfen. Vor der Verarbeitung den Quark nochmals wiegen.
Das Mehl mit Salz mischen, auf eine Arbeitsplatte geben. Den Quark und das kalte, in Flöckchen zerteilte Fett daraufgeben. Alle Zutaten rasch mit einem Messer verhacken und mit kühlen Händen zum glatten Teig verkneten. Den Teig zu einem Rechteck ausrollen, dieses dreifach zusammenlegen. Dann nochmals ausrollen und den Teig kühlen. Den Vorgang des Ausrollens und Zusammenlegens noch 4mal wiederholen. Dann den Teig, in Plastikfolie eingepackt, am besten über Nacht durchkühlen lassen.
Zur Verarbeitung den Teig portionsweise etwa 3 mm dick ausrollen. Quadrate von 5 cm Kantenlänge schneiden, in die Mitte ein Stückchen Sardelle legen. Dann die Quadrate diagonal zusammenlegen, die Kanten etwas andrücken. Mit einer Mischung aus Ei und Wasser bepinseln und auf ein mit kaltem Wasser benetztes Backblech legen. Vor dem Abbacken 20 Minuten kühl stellen.
Auf der obersten Schiene im gut vorgeheizten Backofen bei 220 °C in 20 Minuten goldbraun backen. Möglichst frisch verzehren.

Tip: Diese pikanten Weinhäppchen können anstelle von Sardellen auch eine Füllung aus Roquefortkäse oder Reibkäse, der mit einem halben Ei verrührt wurde, enthalten.

Schinkenhörnchen mit Quarkblätterteig

(Farbabbildung gegenüber Seite 48)
16 Stück von je 47 g

Pro Stück: 778 Joule/170 Kalorien, 6 g E, 10 g F, 12 g KH, 1 BE

260 g Weizenmehl Type 405 oder 1050, 3 gestrichene TL Backpulver, 1 gestrichener TL Salz, 250 g trockener Magerquark, 125 g Butter oder Diätmargarine

Für die Füllung: 125 g roher Schinken, 2 EL feingehackte Petersilie, ½ Ei (Gew.-Kl. 3)

Zum Bestreichen: ½ Ei (Gew.-Kl. 3), 1 EL Wasser

Da der handelsübliche Quark in den meisten Fällen zu feucht ist, geben Sie ihn tags zuvor auf einen mit einem frischen Geschirrtuch ausgelegten Seiher. Während der Nacht tropfen ca. 20% Molke heraus. Dann den Quark wiegen. Das Mehl mit Backpulver und Salz gut vermengen, auf die Arbeitsplatte geben. Die kalte, in Flöckchen zerteilte Butter oder Margarine und den Quark daraufgeben. Alle Zutaten mit einem großen Messer verhacken, dann rasch zum Teig verkneten. Auf bemehlter Unterlage zum Rechteck ausrollen. Das Rechteck dritteln. Diesen Ausrollvorgang 2- bis 3mal wiederholen, unter Umständen den Teig zwischenzeitlich kühlen. Anschließend den Teig in Plastik einschlagen und möglichst über Nacht in den Kühlschrank legen.
Für die Füllung die Schwarten vom Schinken schneiden, den Schinken sehr fein hacken und mit Petersilie und Ei vermengen.
Den Teig ausrollen. Zwei runde Platten von je 24 cm Ø ausschneiden. Diese wie eine Torte in 16 Stücke teilen. Jeweils einen Teelöffel der Füllung auf das breite Ende legen und die Hörnchen locker aufrollen. Auf ein mit kaltem Wasser benetztes Backblech legen.
Auf der obersten Schiene im gut vorgeheizten Backofen bei 225°C in 20 Minuten goldbraun backen. Obschon die Hörnchen warm am besten schmekken, könnten Sie sie auch kalt servieren.
Aus Weißmehl zubereitet sehen diese Schinkenhörnchen zwar besser aus, aber aus Mehl Type 1050 schmecken sie kerniger und sind auch gesünder. Probieren Sie beide Variationen. Sie können natürlich auch beide Mehlsorten zu gleichen Teilen mischen.

Tips: Quarkblätterteig gelingt besser, wenn er in einer größeren Menge zubereitet wird. Diese Schinkenhörnchen lassen sich hervorragend gefrieren. Dann werden sie vor dem Verzehr noch einmal kurz aufgebacken. Variieren Sie die Füllung: Tauschen Sie einen Teil des Schinkens durch Käse aus, nehmen Sie statt rohem Schinken gekochten. Sehr gut als Reiseproviant!

Lachshörnchen mit Quarkblätterteig

16 Stück von je 47 g

Pro Stück: 658 Joule//146 Kalorien, 6 g E, 8 g F, 12 g KH, 1 BE

Teig: siehe Rezept Schinkenhörnchen (Seite 50)

Für die Füllung: 125 g Lachsschnitzel, 1 TL Kapern oder Dillspitzen, 1 TL Meerrettich, ½ Ei (Gew.-Kl. 3)

Zum Bestreichen: ½ Ei (Gew.-Kl. 3), 1 EL Wasser

Lachshörnchen werden auf die gleiche Weise wie Schinkenhörnchen zubereitet. Den Lachs gut abtropfen lassen und sehr fein hacken.

Käsehörnchen mit Quarkblätterteig

16 Stück von je 28 g

Pro Stück: 758 Joule/171 Kalorien, 13 g E, 9 g F, 12 g KH, 1 BE

Teig: siehe Rezept Schinkenhörnchen (Seite 50)

Für die Füllung: 100 g geriebener Edamer (30% Fett i. Tr.), 40 g Parmesan, 1 EL Paniermehl (15 g), ½ Ei (Gew.-Kl. 3), Edelsüßpaprika oder Curry

Zum Bestreichen: ½ Ei (Gew.-Kl. 3), 1 EL Wasser

Diese pikanten Käsehörnchen werden auf die gleiche Weise wie Schinkenhörnchen hergestellt. Frisch aus dem Backofen schmecken sie am besten, lassen sich aber auch vorzüglich tiefkühlen. Nur sollte man sie später unbedingt noch einmal für 5 Minuten in den heißen Backofen schieben. Den Teig zu einem Rechteck ausrollen, dieses dreifach zusammenlegen. Dann nochmals ausrollen, den Teig kühlen. Den Vorgang des Ausrollens und Zusammenlegens noch 4mal wiederholen. Dann den Teig, in Plastikfolie eingepackt, am besten über Nacht durchkühlen lassen.
Zur Verarbeitung den Teig portionsweise etwa 3 mm dick ausrollen. Quadrate von 5 cm Kantenlänge schneiden. Aus Käse, Paniermehl, Ei und Gewürzen eine Füllung bereiten. Diese auf den Teig verteilen. Dann die Quadrate diagonal zusammenlegen, die Kanten etwas andrücken. Mit einer Mischung aus Ei und Wasser bepinseln und auf ein mit kaltem Wasser benetztes Backblech legen. Vor dem Abbacken 20 Minuten kühl stellen.
Auf der obersten Schiene im gut vorgeheizten Backofen bei 220°C in 20 Minuten goldbraun backen. Möglichst frisch verzehren.

Pikante Windbeutel mit Käse-Quarkcreme

10 Stück von je 60 g

Pro Stück: 538 Joule/142 Kalorien, 35 g E, 9 g F, 6 g KH, ½ BE

⅛ l Wasser (125 g), 1 Pr. Salz, 25 g Butter, 75 g Weizenmehl Type 405, 2 Eier (Gew.-Kl. 3), 1 Msp. Backpulver

Für die Füllung: 500 g Magerquark, ¼ l Sahne (250 g), 80 g geriebener Parmesan, Salz, Paprika

In einem Stieltopf das Wasser mit Salz und Butter zum Kochen bringen. Den Topf von der Kochstelle nehmen. Das gesiebte Mehl auf einmal in die heiße Flüssigkeit geben und alle Zutaten miteinander verrühren. Dann den Topf wieder auf den Herd stellen und den Inhalt so lange rühren, bis sich ein Kloß bildet. Abermals den Topf von der Kochstelle nehmen. Ein Ei unter den heißen Kloß rühren, das zweite unter die abgekühlte Masse. Auch das Backpulver zufügen.
Der Teig soll glänzend aussehen und Spitzen ziehen. Das exakte Auswiegen der Zutaten ist unerläßlich. Den Teig entweder mit einem Eßlöffel in gut

walnußgroßen Häufchen auf ein mit Mehl bestäubtes Backblech geben oder in einen Spritzbeutel mit Sterntülle füllen und die Häufchen spritzen. Auf der zweiten Schiene von oben im gut vorgeheizten Backofen bei 220 °C 25 bis 30 Minuten backen. Während der ersten 20 Minuten darf der Backofen keinesfalls geöffnet werden. Die noch heißen Windbeutel sogleich mit einem scharfen Messer oder einer Schere horizontal aufschneiden, auf einem Rost auskühlen lassen.
Für die Füllung den Quark mit gut steif geschlagener Sahne, Reibkäse und Gewürzen vorsichtig vermengen. In einen Spritzbeutel füllen. Erst kurz vor dem Verzehr die Windbeutel damit füllen. Wenn sie länger stehen, werden die Windbeutel von unten naß und schmecken nicht mehr.

Tips: Es lohnt sich, das doppelte Rezept zuzubereiten und einen Teil, bereits in Hälften geteilt, einzufrieren. Statt mit dieser pikanten Füllung können Sie sie später ebensogut mit süßem Quark, Schlagsahne eventuell mit Beerenobst vermengt, servieren. Sehr kleine, pikant gefüllte Windbeutel, die vielleicht mit Olivenscheibchen, Tomatenstückchen und Petersilie garniert wurden, sind als Cocktailbewirtung ebenfalls beliebt.

Käsewindbeutel

27 Stück von je 25 g

Pro 3 Stück: 843 Joule/200 Kalorien, 8 g E, 13 g F, 12 g KH, 1 BE

¼ l Milch (250 g), 1½ gestrichene TL Salz, Pfeffer, Muskat, 60 g Butter, 125 g Weizenmehl Type 1050, 3 Eier (Gew.-Kl. 3), 1 Eigelb (Gew.-Kl. 3), 100 g mittelalter Gouda (40% Fett i. Tr.), 1 EL Sahne (15 g), 2 TL Backpulver

Für diese besonders schmackhaften Käsewindbeutel zunächst die Milch mit Salz, Gewürzen und Butter zum Kochen bringen. Das Mehl sieben. Sowie die Milch kocht, den Topf von der Kochstelle nehmen, das Mehl auf einmal hineinschütten. Dabei kräftig rühren. Den Topf wieder auf die Kochplatte stellen und die Masse so lange rühren, bis sich ein Kloß bildet. Wieder von der Kochstelle nehmen. Ein Ei und das Eigelb unter den heißen Kloß rühren. Den Käse in kleine Würfel schneiden. Dann die beiden restlichen Eier und den Käse unter die abgekühlte Masse rühren, ebenso die Sahne und das Backpulver. Der Teig soll stark glänzen und Spitzen zeigen.
Auf ein mit Backtrennpapier belegtes Backblech 27 walnußgroße Häufchen setzen. Auf der mittleren Schiene im gut vorgeheizten Backofen (220 °C) 20 bis 25 Minuten backen. Auf keinen Fall während der ersten 18 Minuten den Backofen öffnen, damit die luftigen Gebilde nicht zusammenfallen.
Warm aus dem Backofen schmecken die Käsewindbeutel am allerbesten, doch sind sie auch kalt nicht zu verachten. Ideal als Imbiß zum trockenen Weißwein. Käsewindbeutel kann man zwar auch gefrieren und nach dem Auftauen kurz aufbacken, doch sind sie dann nicht so gut wie frisch.
Wegen des Vollwertmehls und der Käsezugabe sind sie nicht so luftig wie die üblichen Windbeutel.

Obst – Gut backen mit Früchten

Testen Sie die Personen Ihrer Umwelt und fragen Sie, welches der beliebteste Obstkuchen sei. Mit ziemlicher Sicherheit werden Sie, natürlich der Jahreszeit entsprechend, entweder die Antwort »Erdbeertorte« oder »Apfelkuchen« bekommen. Die weltweite, allgemeine Beliebtheit der Obstkuchen ist unbestreitbar.

Unsere Rezepte sind nach Fruchtarten geordnet. Wir bringen Vorschläge für alle Jahreszeiten und für beinahe alle Fruchtarten. Bananen sind ziemlich kalorienreich, im gebackenen Zustand nicht besonders erfrischend im Geschmack. Trauben sind ebenfalls etwas fade, für den Diabetiker aufgrund des hohen Traubenzuckeranteils ohnehin verboten. Auch mit Birnen hat uns nur ein Rezept geschmeckt (s. Seite 64). Andererseits geben wir mehrere Apfelkuchenrezepte, weil wir meinen, daß es sich hierbei um ein preiswertes, aromatisches Obst handelt, welches eigentlich das ganze Jahr zu bekommen ist. Außerdem haben die meisten Apfelkuchen sehr gute Gefriereigenschaften! Natürlich machten wir auch unsere Tests mit Beerenobst, Pfirsichen und Aprikosen.

Wer eine Tiefkühltruhe hat, sollte bereits im Sommer die Beeren in rezeptgerechten Gewichtsmengen einfrieren. Erstellen Sie einmal anhand der Rezepte eine Liste, die Sie in die Tür des Küchenschrankes kleben. Die Mengen dann auf den Verpackungen notieren. Beispielsweise: »600 g ungezuckerte Johannisbeeren für Kuchen Seite 67.« Wir Diabetiker müssen es als Selbstverständlichkeit ansehen, mit der Waage zu leben. Wer Früchte in Gläsern sterilisiert, darf keinen normalen Zucker zufügen.

Da industriell haltbar gemachte Früchte in Dosen oder Gläsern verhältnismäßig teuer sind und die Nachfrage offenbar gering ist, raten wir Ihnen, für die größere Familie einen Teil des Teiges mit normal gesüßten Früchten zu belegen. Die Stücke für Diabetiker werden dann mit ungezuckerten oder mit Süßstoff gesüßten Früchten belegt. Um Verwechslungen zu vermeiden, kennzeichnen Sie die Diabetikerstücke mit aufrecht hineingesteckten Zahnstochern. Noch ein Wort zur Ananas. Früher galt, daß dieses Obst für Diabetiker grundsätzlich verboten sei. Frische Ananasfrüchte waren früher eine kaum erschwingliche Kostbarkeit, die Dosenware war grundsätzlich stark gezuckert. Das hat sich inzwischen geändert. Durch die besseren Transportmöglichkeiten werden frische Früchte gegenwärtig oft sehr preiswert angebo-

ten. Dosenware gibt es auch in normalen Supermärkten ohne Zuckerzugabe. Augen auf beim Einkauf!
Viele Früchte, insbesondere Äpfel, Aprikosen und Pfirsiche, werden schnell braun, nachdem sie geschält wurden, und sehen dann unappetitlich aus. Wir geben sie darum unmittelbar nach dem Schälen und Zerkleinern in eine Lösung aus Zitronensaft, Wasser und etwas Süßstoff. Der Zitronensaft unterbindet die schnelle Oxydation.
Da auch manche Obstkuchen mit Quark, Joghurt, Sahne oder Creme zubereitet werden, sollten Sie auch in dem Spezialkapitel nach geeigneten Rezepten schauen. Wir raten Ihnen außerdem, eigenständig Experimente durch den Austausch von Früchten durchzuführen. Natürlich ergeben sich dadurch andere Berechnungswerte. Doch sind in der Regel die Unterschiede nicht so groß, als daß ernsthafte Gefahrenmomente entstehen könnten. Wesentlich wichtiger ist es, daß der fertige Kuchen genau in die von uns erprobte und berechnete Anzahl von Stücken geschnitten wird. Weder der Übergewichtige noch der Diabetiker sollte sich durch die köstlichen Kuchen verleiten lassen, seine Nachmittagsportion von einem Stück Kuchen zu überziehen. Triftige Gründe, sich nicht an die Diätvorschriften halten zu müssen, lassen sich augenscheinlich immer finden, doch muß jeder am Ende selbst die Zeche dafür bitter bezahlen!

Ananastorte

12 Stück von je 95 g

Pro Stück: 665 Joule/166 Kalorien, 10 g E, 7 g F, 18 g KH, 1½ BE

125 g Weizenmehl Type 1050, 40 g Fruchtzucker, 80 g Butter oder Diätmargarine, ½ TL flüssiger Süßstoff, feingeriebene Schale von ½ ungespritzten Zitrone, 1 Pr. Salz

Für die Quarkmasse: 500 g Magerquark, 1½ TL flüssiger Süßstoff, 1/10 l Milch, feingeriebene Schale von ½ ungespritzten Zitrone, Saft von 1 Zitrone, 6 Blatt weiße Gelatine oder 1 Beutel gemahlene weiße Gelatine, 3 Eiweiß (Gew.-Kl. 3), ½ TL flüssiger Süßstoff

Zum Garnieren: 300 g ungesüßte Ananasscheiben aus der Dose, 1 EL Zitronensaft, einige Tropfen flüssiger Süßstoff, 1 Riegel Diabetikerschokolade (17 g)

Für den Mürbeteigboden das Mehl mit der Butter oder Margarine, dem Fruchtzucker, Süßstoff, Zitronenschale und Salz rasch zum glatten Teig verkneten. Eine Kugel formen. Diese auf die Mitte des Bodens einer leicht gebutterten Springform von 26 cm Ø legen, dann zu den Außenseiten hin ausrollen. Einige Male mit der Gabel einstechen. Auf dem Rost auf der mittleren Schiene im vorgeheizten Backofen bei 200°C 15 bis 20 Minuten backen. In der Form abkühlen lassen. Den Rand der Springform innen mit einem dreifach gefalteten Streifen Pergamentpapier von 5 cm Breite und 30 cm Länge auskleiden.

Für die Füllung den Quark mit Süßstoff, der Hälfte der Milch, Zitronenschale und -saft verschlagen. Die Blattgelatine in reichlich Wasser quellen lassen, dann ausdrücken und in einem kleinen Topf in der restlichen Milch erhitzen. Die gemahlene Gelatine mit 4 EL Wasser quellen lassen, dann die Milch zufügen und erhitzen. Durch ein kleines Sieb an die Quarkmasse geben, dabei diese kräftig mit dem Schneebesen schlagen. Die Eiweiß steif schlagen, den flüssigen Süßstoff kurz unterschlagen. Ehe die Quarkmasse fest wird, den Eischnee unterheben. Die Masse in die Form geben, die Oberfläche glätten. Die abgetropften Ananasscheiben mit einer Mischung aus Zitronensaft und Süßstoff marinieren, auf die Quarkcreme legen, ehe diese ganz fest wird. Das Obst darf etwas einsinken.
Die Form mit Klarsichtfolie abdecken, für mindestens 6 Stunden in den Kühlschrank stellen. Kurz vor dem Aufschneiden mit geraspelter Schokolade garnieren. Das Messer in ein hohes Gefäß mit kaltem Wasser tauchen, dann wird die Schnittkante besonders glatt.
Dieser Kuchen ist nicht zum Einfrieren geeignet.

Versunkener Aprikosenkuchen

12 Stück von je 55 g

Pro Stück: 501 Joule/118 Kalorien, 4 g E, 3 g F, 18 g KH, 1½ BE

4 Eiweiß (Gew.-Kl. 3), 40 g Fruchtzucker, 40 g Diabetikersüße, 6 Eigelb (Gew.-Kl. 3), 100 g Weizenmehl Type 1050, 40 g Speisestärke, 1 gestrichener TL Backpulver, 1 Pr. Salz, feingeriebene Schale von ½ ungespritzten Zitrone, 400 g frische Aprikosen ohne Stein, 1 EL Diabetikersüße

Die Eiweiß am besten mit dem Elektroquirl zu sehr steifem Schnee schlagen. Den Fruchtzucker und die Diabetikersüße dazugeben und bei geringster Laufgeschwindigkeit noch weitere 2 Minuten schlagen. Das Eigelb nur ganz kurz unterschlagen. Mehl mit Stärke und Backpulver vermischen, auf die Eigelbcreme geben. Ebenfalls Salz und Zitronenschale zufügen. Alle Zutaten mit einem Löffel vorsichtig vermengen, ohne die Luft herauszurühren.
Den Teig in eine leicht gebutterte kunststoffbeschichtete Springform von 28 cm Ø geben. Die Oberfläche mit dem Spachtel glattstreichen. Die Aprikosen sollten entkernt und gewaschen sein. Mit der Schnittfläche nach unten sehr dicht nebeneinander auf den Teig legen. Auf dem Rost auf der zweiten Schiene von unten im vorgeheizten Backofen bei 200°C 35 bis 40 Minuten backen. Nach dem Erkalten mit Diabetikersüße leicht überpudern. In 12 Stücke schneiden.

Tip: Dieser Kuchen läßt sich sehr gut einfrieren. Er sollte dann aber erst nach dem Auftauen mit Diabetikerzucker bestreut werden. Wird er gleichzeitig Normalköstlern serviert, können Sie einen Teil des Kuchens vor dem Backen mit Mandelstiften bestreuen.

Aprikosenschnecken

16 Stück von je 72 g

Pro Stück: 1109 Joule/259 Kalorien, 6 g E, 12 g F, 31 g KH, 2½ BE

500 g Weizenmehl Type 405 (eventuell teilweise durch Weizenmehl Type 1050 ausgetauscht), 20 g Hefe oder 1 Päckchen Trockenhefe, 1 EL Fruchtzukker (15 g), ¼ l Milch (250 g), 60 g Diabetikersüße, 1 Ei (Gew.-Kl. 3), 75 g Butter oder Diätmargarine oder 5 EL Öl (60 g), ½ gestrichener TL Salz

Für die Füllung: ¼ l Milch (250 g), ½ Päckchen Vanillepuddingpulver (25 g), ½ TL flüssiger Süßstoff, 1 Msp. Zitronenaromat, 25 g Butter, 40 g Mandelstifte, 16 Aprikosenhälften

Für den Hefeteig das Mehl in eine Schüssel geben, in die Mitte eine Vertiefung drücken. Die Hefe mit dem Zucker und etwas angewärmter Milch anrühren, in die Mulde geben. Die restliche Milch, die Diabetikersüße, das Ei, die flüssige Butter oder Margarine und das Salz an den Rand geben. Nach 10 Minuten alle Zutaten zu einem weichen, geschmeidigen Hefeteig verkneten. Mit den Händen eine Kugel formen, diese mit Plastikfolie bedecken und an warmer Stelle so lange gehen lassen, bis das doppelte Volumen erreicht ist.
Inzwischen für die Füllung die Milch zum Teil mit dem Puddingpulver verrühren, die restliche Milch zum Kochen bringen. Das Puddingpulver hineingeben und kurz kochen lassen. Mit Süßstoff und Zitronenschale abschmecken.
Den Teig zum Rechteck von 30 × 45 cm ausrollen, mit flüssiger Butter bepinseln, mit Mandelstiften bestreuen. Von der schmalen Seite her aufrollen. Mit einem scharfen Messer in 16 Schnecken schneiden. Diese nicht zu dicht nebeneinander auf leicht gebutterte kunststoffbeschichtete Backbleche legen. In die Mitte eine Vertiefung drücken, jeweils einen Eßlöffel Vanillepudding und eine Aprikosenhälfte daraufgeben. Kurz gehen lassen. Das Blech in den angeheizten Backofen (225 °C) auf die zweite Schiene von oben schieben und 30 Minuten backen.
Die Schnecken sind nicht gefriergeeignet. Wenn Sie sie für die ganze Familie backen, nur für den Diabetiker ungezuckerte Ware aus dem Glas verwerten, für die übrigen Familienmitglieder aber gezuckerte Dosenware.

Apfeltaschen mit Quarkölteig

12 Stück von je 75 g

Pro Stück: 656 Joule/168 Kalorien, 6 g E, 7 g F, 18 g KH, 1½ BE

125 g Magerquark, ⅛ l Milch (125 g), 1 Eigelb (Gew.-Kl. 3), 1 Eiweiß (Gew.-Kl. 3), 4 EL Öl (50 g), ½ gestrichener TL Salz, 300 g Weizenmehl Type 405 oder Type 1050, 1 Päckchen Backpulver

Für die Füllung: 300 g Äpfel, 30 g Fruchtzucker, ½ TL flüssiger Süßstoff, etwas feingeriebene ungespritzte Zitronenschale, 2 EL Zitronensaft, 40 g grobgehackte geschälte Mandeln, 2 EL Diabetiker-Aprikosenkonfitüre (30 g)

Zum Bepinseln: 1 Eiweiß (Gew.-Kl. 3)

Den Quark mit Milch, Ei, Öl und Salz gut verrühren. Etwas Milch zurückbehalten, da die Saugfähigkeit vom Mehl unterschiedlich ist. Das Mehl mit dem Backpulver mischen und unterrühren, dann -kneten. Den Teig kühl stellen. Für die Füllung die Äpfel schälen und um das Kernhaus herum mit der groben Rohkostreibe reiben. Mit Zitronensaft, Fruchtzucker, Süßstoff und Konfitüre vermischen.
Nun den Teig gut 3 mm dick auf leicht bemehlter Unterlage ausrollen. Mit Hilfe eines kleinen Tellers und eines Teigrädchens runde Scheiben von 16 cm Durchmesser ausschneiden. Jeweils in die Mitte einen guten Eßlöffel der Füllung geben. Die Ränder mit Eiweiß bepinseln, die Taschen zur Hälfte zusammenlegen. Dabei die Ränder fest aufeinanderdrücken. Auf ein mit Backtrennpapier versehenes Backblech legen. Auf der zweiten Schiene von oben im vorgeheizten Backofen bei 200 °C in 20 Minuten mittelbraun backen. Abkühlen lassen.
Für Normalköstler können die Apfeltaschen mit einem Zitronen- oder Rumguß aus Zitronensaft und Wasser oder Rum sowie Puderzucker überzogen werden. Sie eignen sich gut zum Gefrieren und werden auch gerne als Proviant für die Reise, in die Schule, zum Ausflug oder ins Büro mitgenommen.

Nußtorte mit Äpfeln

12 Stück von je 70 g

Pro Stück: 946 Joule/225 Kalorien, 6 g E, 11 g F, 24 g KH, 2 BE

50 g Butter oder Diätmargarine, 50 g Fruchtzucker, 4 Eier (Gew.-Kl. 3), 100 g geriebene Haselnüsse, 100 g Weizenmehl Type 405, 100 g Weizenmehl Type 1050, 2 EL Weizenkeime (30 g), 1 Päckchen Backpulver, 1 Pr. Salz, 1 Msp. Zimt, 2 TL flüssiger Süßstoff, 1 EL Zitronensaft, etwas feingeriebene, ungespritzte Zitronenschale, 500 g mürbe Äpfel

Das Fett mit Zucker und Eiern sehr schaumig rühren. Nacheinander die Nüsse, das Mehl, Weizenkeime, Backpulver, Salz, Zimt, Süßstoff und Zitrone zufügen. Einen glatten Teig rühren. In eine kunststoffbeschichtete Springform (∅ 28 cm), die mit Backtrennpapier ausgekleidet wurde, streichen. Die Äpfel schälen, halbieren, eventuell vierteln, von den Kerngehäusen befreien. Auf der Oberseite fächerartig einkerben und auf den Teig legen. Auf der untersten Schiene im vorgeheizten Backofen bei 180 °C auf einem Rost 50 bis 55 Minuten backen. Den Apfelkuchen auf einem Rost erkalten lassen, leicht mit Diabetikersüße bestäuben. Dann in 12 Stücke teilen.

Tips: Der Kuchen läßt sich vorzüglich einfrieren. Das Rezept kann mit geschälten oder ungeschälten Mandeln oder Kokosflocken abgewandelt werden. Anstelle der angegebenen Mehlmischung können Sie auch 150 g Weizenmehl Type 1050 und 50 g Weizenschrot nehmen. Der Teig wird dadurch dunkler und kerniger, die Kohlenhydrate werden langsamer abgebaut.

Französische Apfeltorte

12 Stück von je 50 g

Pro Stück: 770 Joule/183 Kalorien 2 g E, 8 g F, 18 g KH, 1½ BE

200 g Weizenmehl Type 405, 100 g Butter oder Diätmargarine, 1 Ei (Gew.-Kl. 3), 1 EL Fruchtzucker (12 g), 1 EL Diabetikersüße (12 g), 6 Tropfen flüssiger Süßstoff, 1 Pr. Salz

Für den Belag: 50 g Diabetiker-Aprikosenkonfitüre, 500 g Äpfel, Saft von 1 Zitrone, ¼ TL flüssiger Süßstoff

Für den Guß: 3 Blatt weiße Gelatine, ¼ l trockener Weißwein (250 g), ½ TL flüssiger Süßstoff

Das Mehl auf ein Backbrett geben, das kalte Fett in Flöckchen darauf verteilen. In die Mitte in eine Vertiefung das Ei schlagen. Dann Zucker, Süßstoff und Salz auf den Mehlberg geben. Alle Zutaten rasch mit einem langen Messer verhacken und mit kühlen Händen zum geschmeidigen Mürbeteig verkneten. Den Boden und einen 3 cm hohen Rand einer leicht gebutterten kunststoffbeschichteten Springform von 24 cm Ø mit dem Teig auskleiden. Einige Male mit der Gabel einstechen, so daß sich der Teig beim Backen nicht wirft.
Zunächst den Boden mit Konfitüre bestreichen. Dann mit geschälten, in dünne Schnitze geschnittenen und mit einer Mischung aus Zitronensaft und Süßstoff gebeizten Äpfeln belegen. Die französischen Hausfrauen legen die einzelnen Schnitze spiralförmig eines leicht über das andere.
Aus Alufolie eine kreisrunde Scheibe schneiden und die Äpfel damit bedekken. So vorbereitet die Form auf der zweiten Schiene von oben auf einen Rost in den heißen Backofen (200 °C) schieben und 30 Minuten backen. Während der letzten 5 Minuten die Folie abnehmen. Den Kuchen in der Form abkühlen lassen.
Für den Weinguß die Gelatine in reichlich kaltem Wasser quellen lassen. Ausdrücken und mit dem anhaftenden Tropfwasser bei milder Hitze im kleinen Topf auflösen. Unter Rühren zum Wein geben, der mit Süßstoff abgeschmeckt wurde. Dieses Weingelee kalt stellen. Der Kuchen muß ganz kalt sein, das Weingelee sollte gerade eben beginnen zu stocken, wenn es über die Äpfel gegossen wird. Im Kühlschrank fest werden lassen. Erst direkt vor dem Aufschneiden in 12 Stücke aus der Form lösen. Durch den Weinguß hat der Kuchen viel Volumen, aber dennoch relativ wenige Kalorien. Er ist nicht gefriergeeignet. Die Zutaten für den Guß können verdoppelt werden.

Apfelkuchen mit Walnüssen

12 Stück von je 50 g

Pro Stück: 728 Joule/162 Kalorien, 3 g E, 9 g F, 18 g KH, 1½ BE

150 g Weizenmehl Type 405 oder 1050, 75 g Butter oder Diätmargarine, 1 Ei (Gew.-Kl. 3), 1 gestrichener TL Backpulver, 1 TL flüssiger Süßstoff

Für den Belag: 750 g Äpfel, Saft von 1 Zitrone, etwas feingeriebene ungespritzte Zitronenschale, 1 TL flüssiger Süßstoff, 1 Msp. Zimt, 50 g grobgehackte Walnußkerne

Zunächst alle Zutaten für den Teig auf ein Backbrett geben und mit einem langen Messer rasch verhacken. Dann zum glatten Mürbeteig verkneten. Den Boden und einen 3 cm hohen Rand einer leicht gebutterten kunststoffbeschichteten Springform von 24 cm Ø damit auskleiden. Den Teigboden einige Male mit der Gabel einstechen, damit er sich beim Backen nicht wirft. Für den Belag die Äpfel schälen, in dünne Spalten schneiden, mit Zitronensaft und -schale, Süßstoff und Zimt würzen. Auf den Boden verteilen. Mit der flachen Hand etwas andrücken. Dann die gehackten Walnüsse daraufstreuen.
Auf einem Rost auf der zweiten Schiene von unten im vorgeheizten Backofen bei 200 °C etwa 45 Minuten backen. Den Kuchen auf einem Gitter auskühlen lassen. Dann in 12 Stücke schneiden.

Wiener Apfelstrudel

10 Stück von je 130 g

Pro Stück: 1226 Joule/324 Kalorien, 6 g E, 16 g F, 35 g KH, 3 BE

250 g Weizenmehl Type 405, 2 Eier (Gew.-Kl. 3), 1 Msp. Salz, 2 EL Öl (24 g), 1 EL Essig, ⅛ l Wasser

Für die Füllung: 1 kg Äpfel, 40 g gehackte, geschälte Mandeln, 1 TL flüssiger Süßstoff, 1 TL Zimt

Zum Bestreichen und Begießen: 50 g Butter, 2/10 l Sahne (200 g), ⅛ l Milch (125 g), 1 EL Diabetikersüße (15 g)

Für den geschmeidigen Strudelteig das Mehl auf ein Arbeitsbrett sieben, in die Mitte eine Mulde drücken. Eier, Salz, Öl, Essig und Wasser hineingeben. Alle Zutaten gut zusammenkneten. Den weichen Teig in einen Plastikbeutel stecken und an einen warmen Ort legen.
Für die Füllung die Äpfel schälen, vierteln, entkernen und fein schnitzeln. Mit Mandeln, Süßstoff und Zimt vermengen. Die Butter schmelzen. Den Teig auf einem leicht bemehlten Tuch ganz dünn ausrollen bzw. ausziehen. Leicht mit Butter bepinseln. Die Äpfel darauf verteilen. Mit Hilfe des Tuches aufrollen. In eine gebutterte Bratreine legen. Die Oberfläche mit der restlichen Butter bepinseln. Die Hälfte vom Sahne-Milch-Gemisch seitlich angießen.
Diese Form auf einen Rost auf der untersten oder zweituntersten Schiene in den vorgeheizten Backofen (200 °C) schieben. Nach 15 Minuten die restliche Flüssigkeit aufgießen. Insgesamt 50 bis 60 Minuten backen. Heiß mit Diabetikersüße bestreuen. Der Wiener Apfelstrudel ist heiß, lauwarm oder kalt immer ein Genuß. Sie können zum warmen Strudel den Normalköstlern Vanillesoße oder leicht geschlagene Sahne reichen.

Apfeltaschen mit Quarkmürbteig

12 Stück von je 54 g

Pro Stück: 891 Joule/195 Kalorien, 6 g E, 13 g F, 18 g KH, 1½ BE

200 g Weizenmehl Type 1050, 1 gestrichener TL Salz, 150 g Butter oder Diätmargarine, 200 g Magerquark, 1 Msp. Zitronenaromat, 1 gestrichener TL Backpulver

Für die Füllung: 400 g Äpfel, 40 g gehackte, geschälte Mandeln, 1 gestrichener TL flüssiger Süßstoff, 2 Tropfen Rumaroma

Zum Bestreichen und Bestreuen: 1 Eiweiß (Gew.-Kl. 3), 1 EL Diabetikersüße (15 g)

Für den Teig das Mehl mit Quark, Fettflöckchen, Zitronenschale, Salz und Backpulver rasch zum glatten Teig verkneten und kühl stellen. Inzwischen die Äpfel schälen, vierteln, vom Kernhaus befreien und fein schnitzeln. Mit Mandeln, Süßstoff, Rumaroma und eventuell noch 2 EL Wasser vermengen. Den Teig zu einem großen Rechteck von etwa 30 × 40 cm ausrollen. 12 Quadrate von jeweils 10 cm Kantenlänge ausrädeln. In die Mitte jedes Quadrats etwas Apfelfüllung geben. Die Ränder mit Eiweiß bestreichen und die Taschen zur Hälfte zusammenlegen, fest zusammendrücken. Außen mit Wasser bepinseln. Auf ein mit Backtrennpapier belegtes Backblech legen und auf der zweiten Schiene von oben im Backofen bei 225 °C 25 bis 30 Minuten backen. Dann mit Diabetikersüße bepudern.

Tip: Obwohl diese Apfeltaschen frisch am besten schmecken, eignen sie sich vorzüglich zum Einfrieren. Einzeln in Alufolie verpacken, dann können Sie sie im gefrorenen Zustand als Reise- oder Picknickbeköstigung einpacken.

Apfelmustorte

12 Stück von je 90 g

Pro Stück: 1008 Joule/237 Kalorien, 5 g E, 8 g F, 36 g KH, 3 BE

150 g Weizenvollkornmehl Type 1700, 200 g Weizenmehl Type 405, 1 Päckchen Backpulver, 100 g Diabetikersüße, 100 g Butter oder Diätmargarine, 2 Eier (Gew.-Kl. 3)

Für die Füllung: 500 g ungesüßtes Apfelmus, 1 EL Diabetikersüße (12 g), 2 TL flüssiger Süßstoff, 1 Msp. Zitronenaromat

Die beiden Mehlsorten mit dem Backpulver mischen und auf die Arbeitsplatte häufen. Die Diabetikersüße, das in Flöckchen verteilte Fett und die Eier daraufgeben. Alle Zutaten kurz mit einem Messer verhacken, dann rasch zum Teig zusammenkneten.
Etwa ⅔ des Teiges auf leicht bemehlter Unterlage ausrollen. Den Boden und einen 4 cm hohen Rand einer leicht gebutterten kunststoffbeschichteten Springform von 24 cm Ø damit auskleiden. Einige Male mit der Gabel

einstechen. Das Apfelmus mit Süßstoff und Zitronenaromat würzen, auf den Teig verteilen. Dann eine Teigdecke aus dem letzten Teigdrittel obenauflegen. Dabei die Ränder fest zusammendrücken. Einige Male mit der Gabel einstechen, so daß der Dampf entweichen kann.
Auf einem Rost auf der untersten Schiene im vorgeheizten Backofen bei 200 °C 50 bis 60 Minuten goldbraun backen. Auf einem Rost erkalten lassen. Dann in 12 Stücke teilen.

Quarkapfelkuchen

12 Stück von je 125 g

Pro Stück: 1006 Joule/252 Kalorien, 10 g E, 15 g F, 19 g KH, 1,5 BE

750 g Schichtkäse oder Magerquark, 200 g Butter oder Diätmargarine, 120 g Fruchtzucker, 1 Päckchen Vanillepuddingpulver (45 g) oder 50 g Speisestärke, 3 Eigelb (Gew.-Kl. 3), 3 Eiweiß (Gew.-Kl. 3), 2 gestrichene TL Backpulver, 200 g Äpfel, 1 Msp. Zitronenaromat

Dieser Kuchen ist sehr schnell vorbereitet und enthält außer dem Puddingpulver keine Stärke. Mit Schichtkäse wird er besonders gut, doch ist das Resultat mit Magerquark auch nicht schlecht.
Den Schichtkäse oder Quark mit weichem Fett, Fruchtzucker, Vanillepuddingpulver und dem Eigelb in eine Schüssel geben. Alles mit dem Elektroquirl gut vermischen. Dann das Backpulver und die geschälten, in feine Schnitze geschnittenen Äpfel sowie die Zitronenschale untermengen.
In einer zweiten Schüssel die Eiweiß steif schlagen, unter die Quark-Apfel-Masse heben. Den Teig in eine gebutterte kunststoffbeschichtete Springform von 24 cm Durchmesser füllen. Auf einem Rost in den Backofen schieben. Die ersten 50 Minuten den Ofen auf 175 °C heizen, dann weitere 20 Minuten auf 200 °C. Anschließend den Kuchen noch 5 bis 10 Minuten im ausgeschalteten Backofen lassen. Dann die Backofentür öffnen, den Kuchen aber nicht herausnehmen. Er sollte in der Form im Herd erkalten.
Aus der Form lösen, auf eine Platte geben und in 12 Stücke schneiden.

Apfelkuchen mit Guß

12 Stück von je 70 g

Pro Stück: 830 Joule/196 Kalorien, 3 g E, 7 g F, 30 g KH, 2½ BE

150 g Weizenmehl Type 405, 75 g Butter oder Diätmargarine, 1 EL Fruchtzucker (45 g), ½ TL flüssiger Süßstoff, ½ TL Wasser, 1 Ei (Gew.-Kl. 3), 1 Pr. Salz, 1 Msp. Zitronenaromat

Für den Belag: 800 g Äpfel, 80 g Diabetikersüße, ¼ TL Zimt, 1 Becher Magerjoghurt (200 g), 1 Ei (Gew.-Kl. 3), einige Tropfen flüssiger Süßstoff

Das Mehl auf die Arbeitsplatte geben. Das kalte Fett in Flöckchen darauf verteilen. Fruchtzucker, den mit Wasser gemischten Süßstoff, Ei, Salz und

Zitronenaromat dazugeben und alle Zutaten rasch verhacken, dann zum glatten Mürbeteig verkneten. Kalt stellen.
Für den Belag die Äpfel schälen, vierteln, vom Kernhaus befreien und fein schnitzeln. Mit Diabetikersüße und dem Zimt vermengen. Den Boden und einen 4 cm hohen Rand einer gebutterten, kunststoffbeschichteten Springform von 24 cm Ø mit dem Teig auskleiden, diesen etliche Male mit der Gabel einstechen. Die Äpfel daraufgeben und mit der flachen Hand etwas andrücken.
Den Kuchen auf einem Rost auf der untersten Schiene in den vorgeheizten Ofen bei 200°C gut 20 Minuten backen. Inzwischen den Joghurt mit Ei und Süßstoff gut verschlagen. Die Masse auf den angebackenen Kuchen streichen. Nochmals für weitere 20 bis 25 Minuten in den Backofen schieben. Der Guß muß fest sein, darf aber nicht bräunen. Unter Umständen mit Alufolie abdecken.
Am besten im Backofen auskühlen lassen, dann aus der Form lösen. Kalt in 12 Stücke teilen.

Tip: Das Rezept kann auch mit vorgegarten Quitten oder mit nicht zu saftigen Zwetschgen abgewandelt werden.

Englische Apfelpastete

12 Stück von je 60 g

Pro Stück: 711 Joule/168 Kalorien, 2 g E, 7 g F, 24 g KH, 2 BE

250 g Weizenmehl Type 405 oder halb Type 405 und halb Type 1050, 100 g Pflanzenfett, 3 EL Wasser, ½ gestrichener TL Salz

Für die Füllung: 500 g Äpfel, ½ TL feingeriebene ungespritzte Zitronenschale, Saft von 1 Zitrone, ½ TL flüssiger Süßstoff, 1 EL Fruchtzucker (15 g), 1 gestrichener TL Zimt

Zum Bepinseln: Milch

Zum Bestreuen: 1 EL Diabetikersüße (15 g)

Das für diese englische Apfelpie typische Pflanzenfett bekommen Sie in Feinkostgeschäften in Dosen zu kaufen. Sie könnten statt dessen auch Schweineschmalz verwenden.
Das Mehl auf die Arbeitsplatte geben, das Fett in Flöckchen darauf verteilen. Wasser und Salz dazugeben und alle Zutaten rasch mit kühlen Händen zum Teig verkneten. Den Teig in zwei Teile teilen. Die erste Hälfte ausrollen, den Boden und einen kleinen Rand einer sogenannten Pie-Form damit auskleiden. Einige Male mit der Gabel einstechen. Für die Füllung die Äpfel schälen, vierteln, vom Kernhaus befreien, in dünne Schnitze schneiden. Mit Zitronenschale und -saft sowie Süßstoff und einem Gemisch aus Fruchtzucker und Zimt vermischen. Die Apfelmasse auf den Teig geben, mit der flachen Hand etwas andrücken.
Den übrigen Teig ebenfalls ausrollen, eine Decke über die Apfelmasse legen,

dabei die Ränder fest andrücken. Die Oberfläche einige Male kreuzweise einkerben, damit später der Dampf entweichen kann. Dann die Pastete mit Milch bepinseln.
Auf dem Rost auf der zweiten Schiene von unten im vorgeheizten Backofen bei 200°C in 40 Minuten goldbraun backen. Warm in der Form als Nachspeise oder als Gebäck zu Tisch bringen. In England serviert man dazu Vanillesoße oder flüssige Sahne.

Tips: Dieses Pie-Rezept können Sie auch mit anderen Obstarten, beispielsweise Brombeeren, Heidelbeeren, Pflaumen oder Quitten abwandeln. Die Pasteten lassen sich auch portionsweise abbacken und gefrieren.

Apfelkuchen mit Streuseln

(Farbabbildung gegenüber Seite 49)
12 Stück von je 70 g

Pro Stück: 919 Joule/212 Kalorien, 4 g E, 12 g F, 24 g KH, 2 BE

100 g Butter oder Diätmargarine, 60 g Fruchtzucker, 2 Eier (Gew.-Kl. 3), 200 g Weizenmehl Type 1050, 1 gestrichener TL Backpulver, 60 g feingeriebene Haselnüsse, 1 Pr. Salz, 600 g Äpfel, Saft von 1 Zitrone, ¼ TL flüssiger Süßstoff

Die weiche Butter oder Margarine mit dem Zucker und den Eiern am besten mit dem Elektroquirl sehr gut schaumig schlagen. Das mit dem Backpulver gemischte Mehl und die geriebenen Haselnüsse sowie Salz dazugeben. Der Kuchen gewinnt an Geschmack, wenn Sie die Haselnüsse vor dem Reiben so lange im Backofen hellgelb rösten, bis sich die braunen Häutchen zu lösen beginnen. ⅘ vom Teig in eine kleine, leicht gebutterte kunststoffbeschichtete Springform von 18 cm Ø geben. Dabei den Teig mit der geschlossenen Faust in die Form drücken. Die Äpfel schälen, vierteln, entkernen. Die runde Seite mit einem Messer wie ein Buch einkerben. Die Äpfel mit einer Mischung aus Zitronensaft und Süßstoff bepinseln. Dann dicht nebeneinander auf den Kuchen legen. Den restlichen Teig als Streusel über die Äpfel verteilen, dafür leicht zerzupfen.
Auf einem Rost auf der zweiten Schiene von unten im vorgeheizten Backofen bei 200°C insgesamt 40 Minuten backen. Auf einem Rost erkalten lassen. Dann in 12 Stücke schneiden. Dieser Kuchen läßt sich sehr gut gefrieren.

Birnenkuchen mit Mandelsplittern

8 Stück von je 95 g

Pro Stück: 1131 Joule/268 Kalorien, 5 g E, 15 g F, 25 g KH, 2 BE

100 g Butter oder Diätmargarine, 2 Eier (Gew.-Kl. 3), 3 TL flüssiger Süßstoff, Mark von ¼ Vanilleschote oder etwas feingeriebene ungespritzte Zitronen-

schale, 150 g Weizenmehl Type 405, 50 g Weizenmehl Type 1050, 1 gestrichener TL Backpulver, 4 EL Milch (60 g), 1 Glas ungesüßte Birnen (Fruchteinwaage 380 g), 59 g Mandelsplitter, 1 Likörglas Birnengeist (25 ccm)

Das zimmerwarme Fett mit Eiern, Süßstoff, Vanille oder Zitronenschale gut schaumig rühren. Die beiden Mehlsorten mit dem Backpulver mischen, abwechselnd mit der Milch an den Teig geben. Diesen in eine gebutterte, kunststoffbeschichtete Form von 24 cm Ø geben, die Oberfläche glätten. Die abgetropften Birnen in Schnitzen ziegelartig in Form einer Schnecke auf den Teig verteilen und mit Mandelsplittern bestreuen.
Auf einem Rost auf der zweiten Schiene von unten im vorgeheizten Backofen 40 Minuten bei 200°C backen. Nach dem Backen mit etwas Birnengeist beträufeln. Kalt in 8 Stücke schneiden. Frisch am gleichen Tag schmeckt dieser Kuchen am allerbesten.

Erdbeertorte mit Biskuitteig

16 Stück von je 60 g

Pro Stück: 379 Joule/101 Kalorien, 4 g E, 3 g F, 12 g KH, 1 BE

2 Eiweiß (Gew.-Kl. 3), 2 EL Wasser, 100 g Fruchtzucker, 3 Eigelb (Gew.-Kl. 3), 40 g Speisestärke, 40 g Weizenmehl Type 405, 1 gestrichener TL Backpulver

Für den Belag: 400 g Erdbeeren, 1 TL flüssiger Süßstoff, 1 EL Zitronensaft, 250 g Magerquark, 1 TL flüssiger Süßstoff, Mark von ¼ Vanilleschote, ¹⁄₁₀ l Sahne (100 g)

Für den Biskuitteig das Eiweiß mit dem Wasser zu steifem Schnee schlagen. Dann den Fruchtzucker 2 bis 3 Minuten darunterschlagen. Die Eigelb daraufgeben, jedoch nicht verrühren. Das Mehl mit Stärke und Backpulver mischen, auf den Schüsselinhalt sieben. Nun alle Zutaten vorsichtig miteinander vermischen, dabei aber nicht die Luft herausrühren. Eine kunststoffbeschichtete Obsttortenform sehr sorgfältig mit Butter auspinseln. Den Teig hineingeben. Auf einem Rost auf der zweiten Schiene von oben im vorgeheizten Backofen bei 220°C 5 Minuten, dann bei 200°C weitere 10 bis 15 Minuten backen. Den Kuchen aus der Form stürzen und abkühlen lassen. Inzwischen die Erdbeeren waschen, entstielen, mit einer Mischung aus Zitronensaft und Süßstoff beizen. Den Quark mit Süßstoff, Vanilleschote und Sahne verrühren. Die Hälfte vom Quark auf den Teigboden streichen, die Erdbeeren darauf garnieren. Den restlichen Quark in einen Spritzbeutel geben und die Torte damit garnieren.

Tip: Das Rezept kann ebensogut mit frischen oder tiefgekühlten Himbeeren zubereitet werden.

Erdbeertörtchen

12 Stück von je 37 g

Pro Stück: 940 Joule/225 Kalorien, 4 g E, 12 g F, 19 g KH, 2 BE

100 g Weizenmehl Type 405, 100 g Weizenmehl Type 1050, 1 Pr. Salz, ½ gestrichener TL Backpulver, 50 g Diabetikersüße, 1 Ei (Gew.-Kl. 3), 100 g Butter oder Diätmargarine, 1 Msp. Zitronenaromat

Zum Garnieren: ¼ l Sahne (250 g), 1 EL Fruchtzucker, 400 g Erdbeeren, ½ TL Süßstoff

Für den Mürbeteig die beiden Mehlsorten mit Salz und Backpulver mischen und auf die Tischplatte geben. Die Diabetikersüße, Ei, Fett sowie Zitronenaromat nacheinander daraufgeben. Alle Zutaten zunächst mit einem langen Messer gut verhacken, dann rasch mit kühlen Händen zum glatten Teig verkneten. Den Teig kühl stellen.
Nach etwa 20 Minuten 4 mm dick ausrollen. Mit Hilfe einer Kaffeedose kreisrunde Plätzchen von 10 cm ∅ ausstechen. Auf mit Backtrennpapier versehene Backbleche legen.
Auf der obersten Schiene im vorgeheizten Backofen bei 220°C in etwa 12 Minuten goldgelb backen und auf dem Rost abkühlen lassen. Die Sahne schlagen, mit Fruchtzucker süßen, in einen Spritzbeutel füllen. Rundherum Tupfen an den Rand der Törtchen spritzen. Die Erdbeeren putzen, waschen, halbieren, mit etwas Süßstoff beträufeln. Mit der Schnittfläche nach unten kreisförmig auf die Törtchen legen. Diese möglichst umgehend nach der Fertigstellung servieren.

Tip: Das Rezept kann statt mit Erdbeeren auch mit halbierten Pfirsichen oder mit Himbeeren zubereitet werden.

Heidelbeerkuchen mit Streuseln

16 Stück von je 84 g

Pro Stück: 1278 Joule/299 Kalorien, 5 g E, 14 g F, 31 g KH, 2 ½ BE

375 g Weizenmehl Type 1050, 1 Beutel Trockenhefe oder 20 g Hefe, gut ⅛ l Milch (125 g), 1 EL Fruchtzucker (15 g), 1 Ei (Gew.-Kl. 3), 1 gestrichener TL flüssiger Süßstoff, ½ TL Salz, 50 g Butter oder Diätmargarine oder 3 EL Öl (40 g)

Für den Belag: 500 g Heidelbeeren, 150 g Weizenmehl Type 405, 150 g Butter, 150 g Diabetikersüße, 1 gestrichener TL Zimt

Für den Hefeteig das Mehl in eine Schüssel geben, in die Mitte eine Mulde drücken. Die Hefe mit etwas angewärmter Milch und dem Fruchtzucker anrühren, in die Mulde geben und gehen lassen. Dann die restliche Milch, Ei, Süßstoff, Salz und das weiche Fett dazugeben. Einen geschmeidigen Hefeteig kneten, eventuell noch etwas Milch oder Wasser zufügen. Eine Kugel formen, diese leicht mit Wasser benetzen und zugedeckt an warmer Stelle gehen lassen. Wenn sich der Teig verdoppelt hat, auf einem leicht gebutterten, kunststoffbeschichteten Blech einer Springform von 24 cm Durchmesser ausrollen. Dann den Metallrand um die Form legen. Den Teig einige Male mit der Gabel einstechen, die Ränder leicht hochziehen. Die inzwischen verlesenen, gewaschenen Heidelbeeren daraufgeben. Für die Streusel das Mehl mit der Butter, Diabetikersüße und dem Zimt mit einer Gabel zusammendrücken, so daß Streusel entstehen. Diese auf die Beeren geben. Nach kurzem abermaligem Gehen den Kuchen auf der zweiten Schiene von unten im vorgeheizten Backofen (200 °C) insgesamt 50 Minuten backen. Aus der Form lösen, auf einem Rost erkalten lassen und dann in 16 Stücke teilen.

Himbeerkuchen mit Weinguß

(Farbabbildung gegenüber Seite 49)
10 Stück von je 100 g

Pro Stück: 1012 Joule/221 Kalorien, 3 g E, 11 g F, 24 g KH, 2 BE

180 g Weizenmehl Type 405, 120 g Butter oder Diätmargarine, Mark von ¼ Vanilleschote, 1 Msp. Salz, 40 g Fruchtzucker, 1 Ei (Gew.-Kl. 3), 600 g Himbeeren, 1 TL flüssiger Süßstoff, ⅛ l dunkler, aber trockener Rotwein (125 g), 1½ EL Speisestärke (20 g), einige Tropfen Süßstoff

Das Mehl mit dem kalten Fett, Vanille und Salz in einer Schüssel vermischen und zu feinen Krümeln zerreiben. Dann den Zucker und das Ei dazugeben. Die Zutaten zusammenkneten. Den Teig in eine gebutterte kunststoffbeschichtete Springform von 26 cm ∅ drücken. Zum Rand hin etwas hochziehen. 30 Minuten im vorgeheizten Backofen auf der untersten Schiene auf einem Rost backen.
Die Himbeeren mit Süßstoff beträufeln, auf den abgekühlten Boden geben. Den Rotwein mit Stärke und Süßstoff vermischen und in einem Stieltopf unter stetigem Rühren zum Kochen bringen. Sofort gleichmäßig über die Himbeeren gießen. Den Kuchen kalt stellen. Erst dann aus der Form lösen. In 10 Stücke schneiden.

Tip: Besonders festlich wird der Himbeerkuchen, wenn er mit leicht gesüßter Schlagsahne dekorativ garniert wird. Das Rezept kann auch mit Walderdbeeren oder mit einer Mischung aus Himbeeren, Brombeeren und roten Johannisbeeren abgewandelt werden.

Johannisbeerkuchen mit Schneehaube

12 Stück von je 120 g

Pro Stück: 851 Joule/201 Kalorien, 4 g E, 7 g F, 31 g KH, 2½ BE

80 g Butter oder Diätmargarine, 80 g Diabetikersüße, 1 Ei (Gew.-Kl. 3), 1 Pr. Salz, 1 Msp. Zitronenaromat, 4 EL Milch (60 g), 200 g Weizenmehl Type 405 oder halb Type 405 und halb Type 1050, 1½ gestrichene TL Backpulver, 1 kg rote Johannisbeeren, 3 Eiweiß (Gew.-Kl. 3), 3 EL Diabetikersüße (45 g)

Das zimmerwarme Fett mit der Diabetikersüße, dem Ei, Salz und Zitronenaromat mit Hilfe des Elektroquirls schaumig rühren. Dann die Milch und das mit Backpulver gemischte Mehl unter die Mischung rühren. Den Teig in eine leicht gebutterte kunststoffbeschichtete Springform von 24 cm ∅ füllen. Auf dem Rost im vorgeheizten Backofen bei 200°C 30 Minuten backen. Die Johannisbeeren waschen, von den Stielen streifen. Unbedingt gut abtropfen lassen oder mit Küchenkrepp vorsichtig abtupfen.
Die Eiweiß zu steifem Schnee schlagen, den Zucker 2 Minuten unterschlagen. Zwei Drittel vom Eischnee unter die Johannisbeeren mischen, auf den Tortenboden geben. Die restliche Eiweißmasse daraufstreichen. Dann den Kuchen nochmals für 10 Minuten auf die zweite Schiene von oben auf den Rost in den heißen Backofen schieben. Die Baisermasse soll schwach gelb gebacken werden.
Nach Erkalten in 12 Stücke schneiden. Der Kuchen sollte nach Möglichkeit am gleichen Tag verzehrt werden.

Tips: Wenn Sie im Garten Johannisbeeren ernten, frieren Sie für diesen schmackhaften Kuchen die abgewogenen Portionen Beeren mit den Stielen ein. Im Winter, im gerade eben angetauten Zustand, verarbeiten sie sich wie frische Ware. Nach Möglichkeit ungewaschen gefrieren!

Johannisbeerkuchen mit Haselnüssen

12 Stück von je 80 g

Nicht für Übergewichtige geeignet!

Pro Stück: 1316 Joule/312 Kalorien, 5 g E, 19 g F, 30 g KH, 2½ BE

150 g Weizenmehl Type 405, 50 g geriebene Haselnüsse, 1 Pr. Salz, 80 g Fruchtzucker, 100 g Butter oder Diätmargarine, 3 Eigelb (Gew.-Kl. 3)

Für den Belag: 3 Eiweiß (Gew.-Kl. 3), 120 g Diabetikersüße, 150 g geriebene Haselnüsse, 200 g rote Johannisbeeren

Für den Teig das Mehl mit Haselnüssen, Zucker und Salz auf einer Arbeitsplatte vermischen. Das kalte Fett in Flöckchen darauf verteilen, die Eigelb in die Mitte geben. Alle Zutaten rasch mit einem langen Messer verhacken. Den Boden sowie einen 3 cm hohen Rand einer leicht gebutterten kunststoffbeschichteten Springform von 24 cm ∅ damit auskleiden. Mehrere Male mit der Gabel einstechen. Auf dem Rost auf der untersten Schiene im vorgeheizten Backofen bei 200°C etwa 15 Minuten vorbacken.
Inzwischen den Belag vorbereiten. Die Eiweiß dafür sehr steif schlagen, den Zucker zufügen und weitere 2 Minuten schlagen. Dann die Nüsse und die gewaschenen, abgetropften und abgestreiften roten Beeren vorsichtig unterheben, doch aufpassen, daß nicht die Luft herausgerührt wird.
Die Masse auf den Kuchen streichen. Anschließend noch weitere 60 Minuten backen. Auf einem Rost abkühlen lassen, dann in 12 Stücke schneiden. Frisch schmeckt dieser Kuchen natürlich am allerbesten.

Tips: Dieser Kuchen läßt sich gut aus gefrorenen Beeren backen, die dafür am besten portionsweise mit Stielen gefroren werden. Angetaut verarbeiten. Das Rezept läßt sich auch mit Äpfeln abwandeln, die Apfelschnitze sollten im geschälten Zustand gewogen werden. Man kann statt 200 g auch 300 g Äpfel nehmen.

Würziger Kirschkuchen

12 Stück von je 80 g

Nicht für Übergewichtige geeignet!

Pro Stück: 1117 Joule/265 Kalorien, 7 g E, 16 g F, 25 g KH, 2 BE

125 g Butter oder Diätmargarine, 50 g Diabetikersüße, ½ TL Süßstoff, 3 Eier (Gew.-Kl. 3), 100 g Semmelbrösel, 1 Tafel bittere Diabetikerschokolade (100 g), 60 g geriebene Mandeln oder Haselnüsse, 1 gestrichener TL Zimt, je 1 Msp. Muskat, Piment, ungespritzte Zitronen- und Orangenschale, 2 EL Weizenmehl Type 405 (30 g), 1 gestrichener TL Backpulver, 500 g Sauerkirschen

Dieser Kuchen gelingt nur mit frischen Sauerkirschen. Dosenware ist zu wässerig, dann wird der Teig klitschig. Wegen der hohen Kalorienzahl ist dieser Kuchen nicht für Übergewichtige geeignet, und auch Diabetiker sollten Zurückhaltung üben, ein kleines Stück ist genug.
Das weiche Fett mit dem Zucker und den Eiern am besten mit Hilfe des Elektroquirls zu einer schaumigen Masse verschlagen. Dann die Semmelbrösel zufügen und den Teig beiseite stellen, damit die Semmelbrösel etwas von der Feuchtigkeit aufsaugen. Die Schokolade fein reiben, mit den Gewürzen, Nüssen, Mehl und Backpulver mischen. Alle Zutaten zum Teig geben, unterrühren. Den Teig in eine leicht gebutterte kunststoffbeschichtete Form von 26 cm Ø streichen. Die Oberfläche mit einem nassen Spachtel glätten. Die entsteinten Kirschen darauf verteilen.
Auf einem Rost auf der untersten Schiene im vorgeheizten Backofen bei 200°C 45 bis 50 Minuten backen. Nach 20 Minuten die Hitze auf 180°C reduzieren. Unbedingt die Garprobe machen. In der Form erkalten lassen. Vorsichtig auf eine Tortenplatte heben und in 12 Stücke teilen.

Tips: Soweit Sie über kleine kunststoffbeschichtete Tortelettförmchen verfügen, können Sie diesen Teig auch portionsweise abbacken. Oder Sie geben einen Teil des Teiges in eine kleine Form und servieren diesen Auflauf mit Vanillesoße. Den Rest in einer Springform als Kuchen abbacken und einfrieren.

Kirschtorte mit Hefeteig

12 Stück von je 80 g

Pro Stück: 898 Joule/208 Kalorien, 4 g E, 12 g F, 19 g KH, 1½ BE

15 g Hefe, 1 EL Fruchtzucker (15 g), 3 EL Milch (45 g), 100 g Weizenmehl Type 405, 100 g Weizenmehl Type 1050, 65 g Butter oder Diätmargarine oder 4 EL Öl (48 g), 1 Eigelb (Gew.-Kl. 3), 1 Msp. Salz

Für den Belag: 500 g Kirschen, ⅕ l saure Sahne (200 g), 2 Eigelb (Gew.-Kl. 3), 1 TL flüssiger Süßstoff, 2 gestrichene EL Speisestärke (30 g), 3 Eiweiß (Gew.-Kl. 3)

Für den Hefeteig die Hefe mit Zucker und Milch verrühren. Mehl, aufgelöstes Fett, Eigelb und Salz zufügen und einen geschmeidigen Hefeteig kneten. An warmer Stelle gehen lassen. Auf dem Boden einer leicht gebutterten kunststoffbeschichteten Springform von 26 cm Ø ausrollen und mehrere Male mit einer Gabel einstechen. Abermals gehen lassen.
Die Kirschen waschen, abtropfen lassen und entsteinen. Für den Guß die Sahne mit Eigelb, Süßstoff und Stärke gut verschlagen. Das Eiweiß separat steif schlagen und zum Schluß unter die Sahne mischen. Die Kirschen auf den Hefeboden verteilen, den Sahneguß daraufgießen. Unmittelbar nach der Herstellung in den vorgeheizten Backofen (200°C) auf einem Rost auf die mittlere Schiene schieben und 40 Minuten goldgelb backen.

Tips: Gefrorene Kirschen können sehr gut dafür verarbeitet werden, doch sollten sie vor dem Einfrieren entsteint werden und in noch leicht gefrorenem Zustand verarbeitet werden. Das Rezept kann mit Aprikosen abgewandelt werden. Die Speisestärke kann durch die gleiche Menge Vanillepuddingpulver ausgetauscht werden.

Englische Kirschpie

6 Stück von je 170 g

Pro Stück: 2004 Joule/479 Kalorien, 6 g E, 30 g F, 48 g KH, 4 BE

200 g Weizenmehl Type 405, 175 g Butter oder Diätmargarine, 4 EL Wasser, 1 Msp. Salz

Für den Belag: 2 Gläser Diabetiker-Sauerkirschen (Fruchteinwaage 300 g) oder 600 g frische Sauerkirschen, 50 g Diabetikersüße, ½ EL Süßstoff, 50 g geriebene Mandeln, 30 g Semmelbrösel, 1 Msp. Zimt

Das Mehl auf die Arbeitsplatte häufen, das kalte Fett in kleinen Flöckchen daraufgeben. In eine Mulde das sehr kalte Wasser gießen. Salz zufügen und rasch alle Zutaten zum glatten Teig verkneten. Eine Kugel formen, im Kühlschrank 20 Minuten ruhen lassen.
Für den Belag die Kirschen mit dem Zucker, dem Süßstoff, den Mandeln und Semmelbröseln sowie Zimt vermischen. Verwenden Sie nach Möglichkeit eine klassische englische Pieform vom 26 cm Ø. Sie ist meistens aus Keramik

und hat einen etwa 3 cm hohen Rand. Sonst eine leicht gebutterte flache Auflaufform nehmen. Drei Viertel vom Teig ausrollen, den Boden und Rand der Form damit auskleiden. Einige Male mit der Gabel einstechen. Die vorbereiteten Kirschen daraufgeben. Dann die Teigreste ausrollen. Fingerbreite Streifen schneiden, diese gitterartig obenauflegen. Die Ränder fest andrücken. Zum Schluß mit Milch bepinseln.
Auf der mittleren Schiene auf einem Rost bei 200 °C im vorgeheizten Backofen 35 Minuten backen und warm auftragen.
Dazu gibt es warme Vanillesoße, die mit ¼ l geschlagener Sahne, 2 TL Zimt und 1 EL Rum veredelt wurde. Sie muß für den Diabetiker extra berechnet werden.

Versunkener Kirschkuchen

12 Stück von je 80 g

Pro Stück: 952 Joule/227 Kalorien, 3 g E, 13 g F, 24 g KH, 2 BE

150 g Butter oder Diätmargarine, 90 g Fruchtzucker, 2 Eier (Gew.-Kl. 3), 2 Eigelb (Gew.-Kl. 3), 150 g Weizenmehl Type 405 oder 1050, 2 EL Semmelbrösel (30 g), 1 Glas entsteinte Sauerkirschen (Fruchteinwaage 480 g)

Für den Guß: 2 Eiweiß (Gew.-Kl. 3), 1 TL Fruchtzucker

Das zimmerwarme Fett mit Fruchtzucker, Eiern und Eigelb in einer Schüssel am besten mit dem Elektroquirl sehr schön schaumig schlagen. Zum Schluß das Mehl untermengen. Den Teig in eine gut gebutterte, mit Semmelbröseln ausgestreute Herzform geben. Die abgetropften Kirschen darauf verteilen.
60 Minuten auf dem Rost auf der mittleren Schiene im vorgeheizten Backofen bei 180 °C goldgelb backen. Inzwischen die Eiweiß steif schlagen, zum Schluß den Fruchtzucker noch 2 Minuten unterschlagen.
Die Schneemasse auf den Kuchen geben, weitere 5 Minuten backen, bis der Baiser schwachgelb getönt und etwas fest ist. Vorsichtig aus der Form heben. Auf eine Kuchenplatte geben und in gleichmäßig große Stücke teilen.

Tips: In der Herzform kommt dieser Kuchen besonders schön zur Geltung, er kann natürlich auch in einer 24 cm großen kunststoffbeschichteten Springform gebacken werden.
Das Rezept ist sehr praktisch, denn die Kirschen können durch Stachel-, Johannis- oder Heidelbeeren sowie durch leicht gesüßte Rhabarberstückchen ausgetauscht werden.

Pfirsichkuchen auf dem Blech

24 Stück von je 70 g

Pro Stück: 1034 Joule/230 Kalorien, 9 g E, 10 g F, 24 g KH, 2 BE

150 g Butter oder Diätmargarine, 80 g Diabetikersüße, 50 g Fruchtzucker, 4 Eier (Gew.-Kl. 3), 200 g Weizenmehl Type 405, 50 g Weizenmehl Type 1050, 2 gestrichene TL Backpulver, feingeriebene Schale von ½ ungespritzten

Zitrone, 1 Glas Diabetikerpfirsiche (Fruchteinwaage 500 g), 1 Dose Pfirsichhälften (Fruchteinwaage 800 g), 100 g Butter, 50 g Diabetikersüße, 15 g Fruchtzucker, 150 g Weizenmehl Type 405, 1 Msp. Zimt

Bei diesem Kuchen ist ein Teil für Diabetiker, ein Teil für Normalköstler bestimmt. Für den Teig das zimmerwarme Fett mit Zucker und Eiern mit dem Elektroquirl gut schaumig rühren. Die Mehlsorten mit Backpulver und Zitronenschale mischen und unter die Creme geben. Den Teig mit einem Spachtel auf ein gut gebuttertes kunststoffbeschichtetes Backblech geben.
Die abgetropften Pfirsiche gleichmäßig darauflegen, nach Belieben die Früchte zuvor in schmale Spalten schneiden. Die Hälfte mit den Diabetikerfrüchten mit Hilfe eines Hölzchens kennzeichnen.
Für die Streusel die Butter mit Zucker, Mehl und Zimt zusammenkneten. Über die Früchte krümeln. Den so vorbereiteten Kuchen auf der zweiten Schiene von oben bei 200°C im vorgeheizten Backofen in 25 Minuten goldbraun backen. Auf einem Rost abkühlen lassen, dann in Stücke schneiden.
Dieser Kuchen kann in Folie verpackt sehr gut eingefroren werden.

Rhabarberkuchen mit Vollkornmehl

12 Stück von je 110 g

Pro Stück: 1127 Joule/265 Kalorien, 8 g E, 13 g F, 30 g KH, 2½ BE

Nicht für Übergewichtige geeignet!

200 g Weizenvollkornmehl Type 1700, 1 gestrichener TL Backpulver, 1 Msp. Salz, 60 g Diabetikersüße, 80 g Butter oder Diätmargarine, 1 Ei (Gew.-Kl. 3)

Für den Belag: 600 g Rhabarber, 150 g Magerquark, 2 Eigelb (Gew.-Kl. 3), 50 g Fruchtzucker, 80 g Diabetikersüße, 100 g ungeschälte geriebene Haselnüsse oder Mandeln, 2 Eiweiß (Gew.-Kl. 3)

Durch die Verwendung von Vollkornmehl hat dieser Kuchen einen nußartigen Geschmack und hält sich gut frisch.
Das Mehl mit dem Backpulver auf die Arbeitsplatte häufen, Salz, Zucker, kalte Fettflöckchen und Ei nacheinander auf den Mehlberg geben. Alle Zutaten kurz mit einem langen Messer verhacken, dann mit kühlen Händen zum glatten Teig verkneten. Auf dem Boden einer leicht gebutterten kunststoffbeschichteten Springform von 24 cm Ø ausrollen. Den Rand etwas hochziehen.
Den Rhabarber waschen, abtropfen lassen, in Stückchen schneiden und auf den Teig verteilen. Den Boden mit dem Obst 10 Minuten in den gut vorgeheizten Backofen (220°C) auf der zweiten Schiene von unten einschieben. Den Quark mit Eigelb, Zucker und Mandeln vermischen. Das Eiweiß schlagen und unterheben. Die Masse auf den Rhabarber streichen. Den Kuchen weitere 35 Minuten im Backofen backen. Auf einem Gitter erkalten lassen. Dann in Stücke schneiden.

Tips: Dieses Rezept läßt sich auch mit frischen oder tiefgekühlten roten Johannisbeeren abwandeln.
Wer Kalorien sparen möchte, kann den Zucker im Teig durch einen Teelöffel flüssigen Süßstoff, den von der Quarkmasse durch zwei Teelöffel flüssigen Süßstoff austauschen.

Zwetschgenkuchen

12 Stück von je 60 g

Pro Stück: 802 Joule/203 Kalorien, 3 g E, 9 g F, 24 g KH, 2 BE

100 g Weizenmehl Type 405, 100 g Weizenmehl Type 1700, 120 g Butter oder Diätmargarine, 50 g Diabetikersüße, 1 TL Süßstoff, 1 Ei (Gew.-Kl. 3), 750 g Zwetschgen, 20 g Diabetikersüße, 1 TL Zimt

Die beiden Mehlsorten mischen und auf die Arbeitsplatte geben. Fettflöckchen, Zucker, Süßstoff und Ei daraufgeben und alle Zutaten rasch mit kühlen Händen zum Teig verkneten. Den Teig zu einer Kugel formen. Auf den Boden einer gebutterten kunststoffbeschichteten Springform von 24 cm Ø geben. Ausrollen, den Teig zum Rand hin etwas hochziehen. Einige Male mit der Gabel einstechen.
Die Zwetschgen entkernen, auf den Teig legen. Mit einer Mischung aus Diabetikersüße und Zimt überstäuben. Dann den Kuchen auf dem Rost auf der zweiten Schiene von unten im vorgeheizten Backofen bei 200°C 40 Minuten backen. Erkalten lassen und in 12 Stücke teilen.

Stachelbeertorte mit Creme

12 Stück von je 80 g

Pro Stück: 1045 Joule/239 Kalorien, 3 g E, 13 g F, 24 g KH, 2 BE

150 g Weizenmehl Type 405, 1 Pr. Salz, 1 Msp. Zitronenaromat, 60 g Diabetikersüße, 1 Ei (Gew.-Kl. 3), 100 g Butter oder Diätmargarine

Für den Belag: 500 g Stachelbeeren, 1 TL flüssiger Süßstoff, 1/5 l Sahne (200 g), 1 gestrichener TL Speisestärke (10 g), 2 Eigelb, 50 g Diabetikersüße, 50 g Fruchtzucker

Für den Mürbteigboden das Mehl mit Salz und Zitronenaromat mischen. Zucker, Ei und Fettflöckchen nacheinander auf den Mehlberg geben. Erst alle Zutaten mit einem langen Messer verhacken, dann mit kühlen Händen rasch zum Teig verkneten. Den Boden und einen 2 cm hohen Rand einer gebutterten kunststoffbeschichteten Springform von 24 cm Ø mit dem Teig auskleiden. Einige Male mit der Gabel einstechen. Den Teig auf dem Rost auf der zweiten Schiene von unten im vorgeheizten Backofen bei 200°C 20 bis 25 Minuten goldgelb backen. Inzwischen die Stachelbeeren putzen, waschen, mit dem Tropfwasser bei milder Hitze erwärmen und weich kochen. Sie

können sie auch neben dem Kuchenboden in einer verschlossenen Jenaer Glasform im Backofen garen, dann brauchen Sie überhaupt kein Wasser zuzusetzen.
Den Tortenboden etwas abkühlen lassen. Die Beeren abtropfen lassen und süßen. Auf den ausgekühlten Tortenboden verteilen. Für die Creme die Sahne mit Stärke, Eigelb und Zucker vermischen und in einem Stieltopf unter stetigem Schlagen erhitzen. Dabei den Bodensatz immer wieder losrühren. Die Creme noch warm über die Beeren geben. Vor dem Aufschneiden den Kuchen ganz auskühlen lassen. Dieser vorzügliche Kuchen schmeckt frisch natürlich am allerbesten. Wer weitere Kalorien sparen möchte, kann den Zucker vom Teig durch einen Teelöffel, den der Creme durch 1½ Teelöffel flüssigen Süßstoff austauschen.

Kiwitörtchen mit Joghurtcreme

10 Stück von je 60 g

Pro Stück: 874 Joule/205 Kalorien, 5 g E, 15 g F, 24 g KH, 2 BE

200 g Weizenmehl Type 405, 100 g Butter oder Diätmargarine, 30 g Diabetikersüße, 1 TL Süßstoff, 1 Ei (Gew.-Kl. 3), 1 Pr. Salz

Für die Füllung: 3 Blatt weiße Gelatine, Saft von 1 Zitrone, 1 Becher Magerjoghurt (200 g), 1/10 l Sahne (100 g), etwas feingeriebene ungespritzte Zitronenschale, 1 TL flüssiger Süßstoff, 6 Kiwis, 2 EL geröstete Mandelsplitter (40 g)

Für die Mürbeteigböden das Mehl auf die Arbeitsplatte geben. Kaltes Fett in kleinen Flöckchen, Süßstoff und Zucker, Ei und Salz dazugeben und alle Zutaten mit kühlen Händen rasch zum glatten Teig verkneten. 20 Minuten kühl stellen. Auf leicht bemehlter Unterlage etwa 3 mm dick ausrollen. Mit Hilfe der Kaffeedose kreisrunde Scheiben von 12 cm Ø ausstechen. Torteletteformen ausbuttern und den Teig hineinlegen oder die Plätzchen auf einem gefetteten Blech backen. Auf der zweiten Schiene von oben im vorgeheizten Backofen bei 200 °C 15 Minuten goldbraun backen. Auf einem Gitter abkühlen lassen.
Für die Füllung die Gelatine in reichlich Wasser quellen lassen. Ausdrücken. Im kleinen Topf auf kleiner Flamme auflösen. Den Zitronensaft mit Joghurt vermischen. Die Sahne steif schlagen, unterheben. Dann unter kräftigem Schlagen die aufgelöste Gelatine, den Süßstoff und die Zitronenschale dazugeben. Die Creme kurz in den Kühlschrank stellen. Wenn sie beginnt, fest zu werden, auf die Torteletts verteilen. Bei flachen Plätzchen müssen Sie etwas länger warten, um die Creme kegelartig aufstreichen zu können. Kiwis dünn schälen, in Scheiben schneiden und auf die Creme legen, solange diese noch nicht ganz fest ist. Die Mandelsplitter zum Schluß auf die Törtchen streuen.
Kiwitörtchen sind sehr erfrischend und vitaminreich. Da die Früchte nicht mit Tortenguß überzogen sind, sollte das Gebäck bald nach der Fertigstellung gegessen werden. Bis zum Verzehr im Kühlschrank aufheben.

Trockene Kuchen

»Trockene« Kuchen bewähren sich im Alltag! Bei unseren Kindern ist der Marmorkuchen Favorit, bei den »Großen« die Sandtorte. Die Schwaben schwören auf den Gugelhupf, die Bayern auf den Sonntagszopf und die Schlesier auf den Mohnwickel. Mögen Erdbeertorten, Nußrollen oder Käsecremegebilde die Festtagstafel zieren – auf lange Sicht bleiben die einfachen Hausmannskuchen die Sieger!

Es gibt kein Risiko. Da beinahe jeder Haushalt über einen Elektroquirl oder eine Küchenmaschine verfügt, geben wir heute Fett, Eier, Zucker und geschmacksgebende Zutaten auf einmal in die Schüssel und rühren sie rasch schaumig. Wer zu lange rührt, wird bestraft. Durch einen zu hohen hineingerührten Luftanteil kann es geschehen, daß das Kuchengebilde während des Backens wieder zusammenfällt: das Eiweißgerippe kann die großen Luftblasen nicht halten. In die schaumige Crememasse wird die Mehl-Stärke-Backpulver-Mischung ohne vorheriges Durchsieben gegeben, untergemischt, und schon darf der Teig in die vorbereitete Form gefüllt werden.

Wer über ein Gefriergerät verfügt, wird meistens mehrere Kuchen gleichzeitig backen. Der Heißluftherd erleichtert das Verfahren. Da diese Teige in der Regel in Napfkuchen-, Spring- oder Kastenformen abgefüllt werden, schieben wir sie auf einem Rost in den kurz zuvor vorgeheizten Backofen. Goldene Regel: Die Kuchenmitte und die Backofenmitte sollten sich decken. Darum hohe Kuchen tief unten, sehr flache recht weit oben, die mittelhohen in die Mitte einschieben.

Die Garprobe erfolgt mit Großmutters Stricknadel, kein Teigrest darf nach dem Einstechen mehr daran kleben. Hüten Sie sich vor dem äußeren Anschein. Durch Fruchtzuckerverwendung wird das Gebäck oft schneller dunkel. Eventuell die Backtemperatur um 20 °C reduzieren. Wir erzielten die besten Ergebnisse bei einer Mischung von Fruchtzucker, Diabetikersüße und flüssigem Süßstoff. Gute und weniger gute Eigenschaften vereinigen sich dabei.

Alle diese »trockenen« Kuchen haben die günstige Eigenschaft, sich recht lange zu halten. Oft schmecken sie am folgenden Tag sogar besser. Für den kleinen Haushalt sollte ein Teil der Ware, unter Umständen bereits in Portionen geschnitten, auf alle Fälle aber sorgfältig verpackt, um ein Austrocknen zu vermeiden, in das Gefriergerät gegeben werden. Da sich die

Stärke bei Temperaturen zwischen +7 und +3°C ungünstig verhält, ist es sinnvoll, den noch lauwarmen Kuchen zu schneiden. Auf diese Abweichung von der goldenen Regel, daß Speisen erst in völlig kaltem Zustand in das Gefriergerät gelegt werden sollten, kann gar nicht oft genug hingewiesen werden.
Zum Auftauen nehmen wir das Gebäck entweder einige Stunden zuvor aus dem Gerät oder geben es – möglichst mit einem Teller oder Plastikfolie bedeckt – in den Mikrowellenherd. In einer Minute sind Portionsstücke aufgetaut. Auf keinen Fall den Kuchen in Alufolie belassen. Wer kein Mikrowellengerät besitzt, kann mit dem Toaster beinahe ebenso gute und schnelle Ergebnisse erzielen.
Noch eine Warnung: Übergewichtige, ganz besonders aber übergewichtige Diabetiker, müssen auf alle Gebäckarten, in denen Nüsse oder Mandeln verwendet wurden, verzichten. Durch den hohen Fettanteil dieser Samen ist das daraus hergestellte Gebäck immer zu kalorienreich.

Hefemandelzopf

18 Stück von je 50 g

Pro Stück: 819 Joule/189 Kalorien, 6 g E, 8 g F, 24 g KH, 2 BE

400 g Weizenvollkornmehl Type 1700, 100 g Weizenmehl Type 405, 20 g Hefe oder 1 Beutel Trockenhefe, 2 EL Fruchtzucker (30 g), ¼ l Milch (250 g), 1 Ei (Gew.-Kl. 3), 4 EL Öl (48 g), 1 gestrichener TL Salz

Für die Füllung: 4 EL saure Sahne oder Dosenmilch (65 g), 2 EL Fruchtzucker (30 g), 125 g ungeschälte Mandeln

Die beiden Mehlsorten in einer Schüssel mischen, in die Mitte des Mehlbergs eine Mulde drücken. Die Hefe mit Zucker und etwas angewärmter Milch verrühren, in die Mulde gießen, zugedeckt ca. 10 Minuten gehen lassen. Dann die restliche Milch, das Ei, Öl und Salz dazugeben. Am besten mit den Knethaken der Küchenmaschine einen weichen, nicht klebenden Hefeteig herstellen. Mit einem Tuch abgedeckt abermals gehen lassen.
Die Mandeln für die Füllung entweder grob hacken oder mit der Mühle mahlen.
Den Hefeteig auf leicht bemehlter Unterlage etwa 1 cm dick zum Rechteck ausrollen. Zunächst mit der Sahne oder Dosenmilch bestreichen, dann die mit dem Zucker gemischten Mandeln gleichmäßig darüberstreuen. Zu einer langen Rolle aufrollen. Diese Rolle zunächst etwas flachdrücken, dann der Länge nach in drei lange Streifen schneiden. Die Streifen zu einem Zopf verflechten.
Entweder der Länge nach auf ein leicht gefettetes, kunststoffbeschichtetes Backblech legen oder in eine gleichermaßen vorbereitete Kranzform ohne Rippen. Noch einmal zugedeckt aufgehen lassen.

Dann auf einem Rost auf der mittleren Schiene im vorgeheizten Backofen bei 200°C in 45 Minuten schön mittelbraun backen. Mit Diabetikersüße bestreuen.
Auf einem Rost abkühlen lassen. Dann mit einem scharfen Messer in 18 Stücke von je 50 g Stärke schneiden.
Dieser Kuchen ist vorzüglich zum Gefrieren geeignet.

Hefenußrolle

10 Stück von je 75 g

Pro Stück: 1121 Joule/260 Kalorien, 7 g E, 15 g F, 24 g KH, 2 BE

Nicht für Übergewichtige geeignet!

100 g Weizenmehl Type 405, 100 g Weizenmehl Type 1050, 15 g Hefe oder 1 Beutel Trockenhefe, 1 EL Fruchtzucker (15 g), gut ¼ l Milch (250 g), 4 EL Öl (48 g), etwas feingeriebene ungespritzte Zitronenschale, ½ gestrichener TL Salz

Für die Füllung: ¼ l Milch (250 g), 2 EL Grieß (30 g), 125 g geriebene Haselnüsse, 1 TL flüssiger Süßstoff, 1 Ei (Gew.-Kl. 3), 1 EL Diabetikersüße (15 g)

Für den Hefeteig die beiden Mehlsorten vermischen. Die Hefe mit dem Zucker und etwas angewärmter Milch verrühren und in eine Mulde in der Mitte des Mehlbergs geben.
Kurz gehen lassen. Dann die restliche Milch, Öl, Zitronenschale und Salz dazugeben. Eventuell noch ein wenig Flüssigkeit dazugeben, der Teig soll sehr weich und geschmeidig sein. Mit einem Tuch zugedeckt nochmals gehen lassen. Für die Füllung die Milch zum Kochen bringen. Den Grieß in einem feinen Strahl hineinrieseln lassen und bei Speicherhitze ausquellen lassen. Es soll ein recht fester Grießbrei entstehen. Dann die Haselnüsse, den Süßstoff und das Eigelb daruntergeben. Das Eiweiß zu Schnee schlagen und unter den noch heißen Nußbrei heben.
Auf einer leicht bemehlten Unterlage den Teig zu einem Rechteck von gut 30 × 40 cm ausrollen. Die Nußmasse gleichmäßig darauf verteilen. Vorsichtig von der schmalen Seite her aufrollen. In eine leicht gebutterte, kunststoffbeschichtete Kastenform von 30 cm Länge geben. Zugedeckt an warmer Stelle noch einmal aufgehen lassen.
Auf einem Rost auf der untersten Schiene im vorgeheizten Backofen bei 200°C in 40 bis 45 Minuten goldbraun backen. Bitte die Garprobe machen. Den Kuchen vorsichtig aus der Form heben, auf einem Rost erkalten lassen. Mit Diabetikersüße bestäuben. Dann in 10 Stücke von je 75 g schneiden. Diese Nußrolle kann sehr gut tiefgekühlt werden. Nach Möglichkeit zuvor aufschneiden, so daß einzelne Scheiben dem Gefriergerät entnommen werden können.

Kirschenbuchteln

18 Stück von je 70 g

Pro Stück: 946 Joule/214 Kalorien, 4 g E, 11 g F, 24 g KH, 2 BE

250 g Weizenmehl Type 405, 250 g Weizenmehl Type 1050, 20 g Hefe oder 1 Beutel Trockenhefe, 1 EL Fruchtzucker (15 g), ¼ l Milch (250 g), ½ gestrichener TL Salz, etwas feingeriebene ungespritzte Zitronenschale, ⅛ l Öl (125 g) oder 15 g Diätmargarine

Für die Füllung: 250 g entsteinte Sauerkirschen

Für die Form: 100 g Butter, ⅛ l Milch (125 g), 1 TL Diabetikersüße (10 g)

Die beiden Mehlsorten mischen. Die Hefe mit dem Zucker und etwas angewärmter Milch anrühren, in die Mitte des Mehlbergs geben. Nach etwa 10 Minuten die restliche Milch, Salz, Zitronenschale und Öl oder zerlassene, lauwarme Margarine zufügen. Aus allen Zutaten einen sehr weichen und geschmeidigen Hefeteig schlagen. Mit einem Tuch abgedeckt abermals gehen lassen.
Eine große eckige Bratreine großzügig mit Butter auspinseln. Hühnereigroße Buchteln von je 60 g abstechen, jeweils 3 bis 4 Kirschen in die Mitte geben. Die Buchteln nebeneinander in die Form setzen. Mit der übrigen Butter großzügig bepinseln. Die Milch daraufgießen. Die so gefüllte Form auf einen Rost auf der zweiten Schiene von unten in den vorgeheizten Backofen (200 °C) schieben und ca. 45 Minuten backen. Mit Diabetikersüße bestreuen. Ganz frisch, noch etwas warm, schmecken sie vorzüglich mit Vanillesoße, doch können sie auch kalt gegessen werden. Man kann sie auch sehr gut gefrieren.

Tip: Statt mit Sauerkirschen können Sie die Buchteln der Jahreszeit entsprechend auch mit Rharbarberstückchen, die zuvor in eine Lösung mit flüssigem Süßstoff getunkt wurden, mit Aprikosenhälften, Zwetschgen oder Apfelstückchen variieren. Nichtdiabetiker können ihre Portionen bei Tisch mit einem Gemisch von Vanillezucker, Puderzucker und feinem Streuzucker zu gleichen Teilen nachsüßen.

Hefekleingebäck mit Nußfüllung

18 Stück von je 50 g

Pro Stück: 993 Joule/232 Kalorien, 5 g E, 11 g F, 24 g KH, 2 BE

20 g Hefe oder 1½ Päckchen Trockenhefe, 1 EL Fruchtzucker (15 g), ¼ l Milch (250 g), 400 g Weizenmehl Type 405, 100 g Weizenmehl Type 1050, 1 Pr. Salz, ½ TL flüssiger Süßstoff, 1 Ei (Gew.-Kl. 3), 60 g Butter oder Diätmargarine oder 4 EL Öl (48 g)

Für die Füllung: 3 EL Sahne (45 g), 1 EL Fruchtzucker (15 g), 150 g geriebene Haselnüsse, 2 Tropfen Bittermandelöl, 1 Msp. Zitronenschalenaroma oder feingeriebene Schale von ½ ungespritzten Zitrone

Zum Bestreichen: 1 Eigelb (Gew.-Kl. 3), 2 EL Wasser

Die Hefe mit Zucker und etwas angewärmter Milch verrühren. Das Mehl mit dem Salz in eine Schüssel geben. In die Mitte des Mehlbergs eine Vertiefung drücken, die Hefe hineingeben. Die restliche Milch mit dem Süßstoff, dem Ei und der Butter oder dem Öl an den Rand geben. Alle Zutaten mit den Knethaken des Elektroquirls zu einem glatten Teig verkneten. Er muß kräftig durchgearbeitet werden und darf nicht mehr an der Schüssel kleben. Zugedeckt gehen lassen.

Inzwischen die Füllung bereiten. Dafür die Sahne mit Fruchtzucker, Haselnüssen und Gewürzen gut vermengen.

Den Teig auf leicht bemehlter Unterlage in zwei Portionen etwa ½ cm dick ausrollen. Aus der einen Teighälfte 9 Quadrate von 10 cm Kantenlänge schneiden. Etwas Füllung daraufgeben, zu einem Rechteck zusammenlegen, die Kanten etwas andrücken. Leicht gebogen auf ein leicht gebuttertes, kunststoffbeschichtetes Backblech legen. Schneiden Sie die offene Seite 2- bis 3mal ein, damit Hahnenkämme entstehen. Den restlichen Teig ebenfalls zu Rechtecken schneiden. In die Mitte jeweils etwas Füllung geben. Die Ecken diagonal einschneiden und jede zweite Ecke wie Flügel einer Windmühle zum Mittelpunkt legen. Oder formen Sie gefüllte Nußhörnchen.

Das Gebäck mit einer Mischung aus zerschlagenem Eigelb und Wasser bepinseln, dann muß es noch etwas gehen.

Das Backblech in den vorgeheizten Backofen (200 °C) auf der mittleren Schiene einschieben und 30 Minuten backen.

Das Gebäck hat vorzügliche Tiefkühleigenschaften, sollte dann aber nicht zu dunkel gebacken werden. Nach Möglichkeit nach dem Auftauen nochmals kurz in den sehr heißen Backofen schieben.

Mohnkolatschen

8 Stück von je 45 g

Pro Stück: 931 Joule/217 Kalorien, 7 g E, 10 g F, 24 g KH, 2 BE

15 g Hefe, 1 TL Fruchtzucker (15 g), knapp ⅛ l Magermilch (125 g), 200 g Weizenmehl Type 405, ½ TL flüssiger Süßstoff, 1 Ei (Gew.-Kl. 3), 3 EL Öl (36 g)

Für den Belag: 1/10 l Milch (100 g), 75 g frisch gemahlener Mohn, 1 EL Grieß (15 g), 1 EL Rum, ½ TL flüssiger Süßstoff, 1 Msp. Zimt

Die Hefe mit dem Fruchtzucker und etwas angewärmter Milch verrühren. Das Mehl in eine Schüssel geben, eine Vertiefung in den Mehlberg machen und die Hefe in die Mitte geben. Die übrige Milch, mit Süßstoff vermischt, sowie Ei und Öl an den Rand der Schüssel geben. Nun alle Zutaten am besten mit den Knethaken des Elektroquirls zu einem weichen Hefeteig verarbeiten. Zugedeckt an warmer Stelle mindestens 30 Minuten aufgehen lassen.

Inzwischen die Milch in einem kleinen Topf zum Kochen bringen. Den frischgemahlenen Mohn mit Grieß vermischt hineinstreuen, unter Rühren in etwa 10 Minuten ausquellen lassen. Dann Rum, Süßstoff und Zimt beigeben.
Den Teig auf leicht bemehlter Unterlage zum großen Rechteck ausrollen. 8 Quadrate von jeweils 8 cm Kantenlänge ausschneiden. In die Mitte eines jeden Quadrats jeweils ⅛ der Mohnfüllung geben und leicht verstreichen. Doch sollten die Ränder frei bleiben.
Diese Mohnkolatschen auf ein mit Backtrennpapier belegtes oder gebuttertes Backblech legen. Ein Tuch darauflegen und die Kolatschen nochmals aufgehen lassen. Sie sollten weich wie Watte sein, wenn sie für 20 Minuten auf der zweitobersten Schiene in den vorgeheizten Backofen (200°C) geschoben werden. Vor dem Verzehr gut auskühlen lassen.
Tip: Für Normalköstler können Sie unter einen Teil des Mohnbreis 2 EL geschälte grobgehackte Mandeln und 2 EL Sultaninen mischen.

Schnecken aus Quarkölteig (siehe Seite 81), Zitronenkuchen (siehe Seite 86)

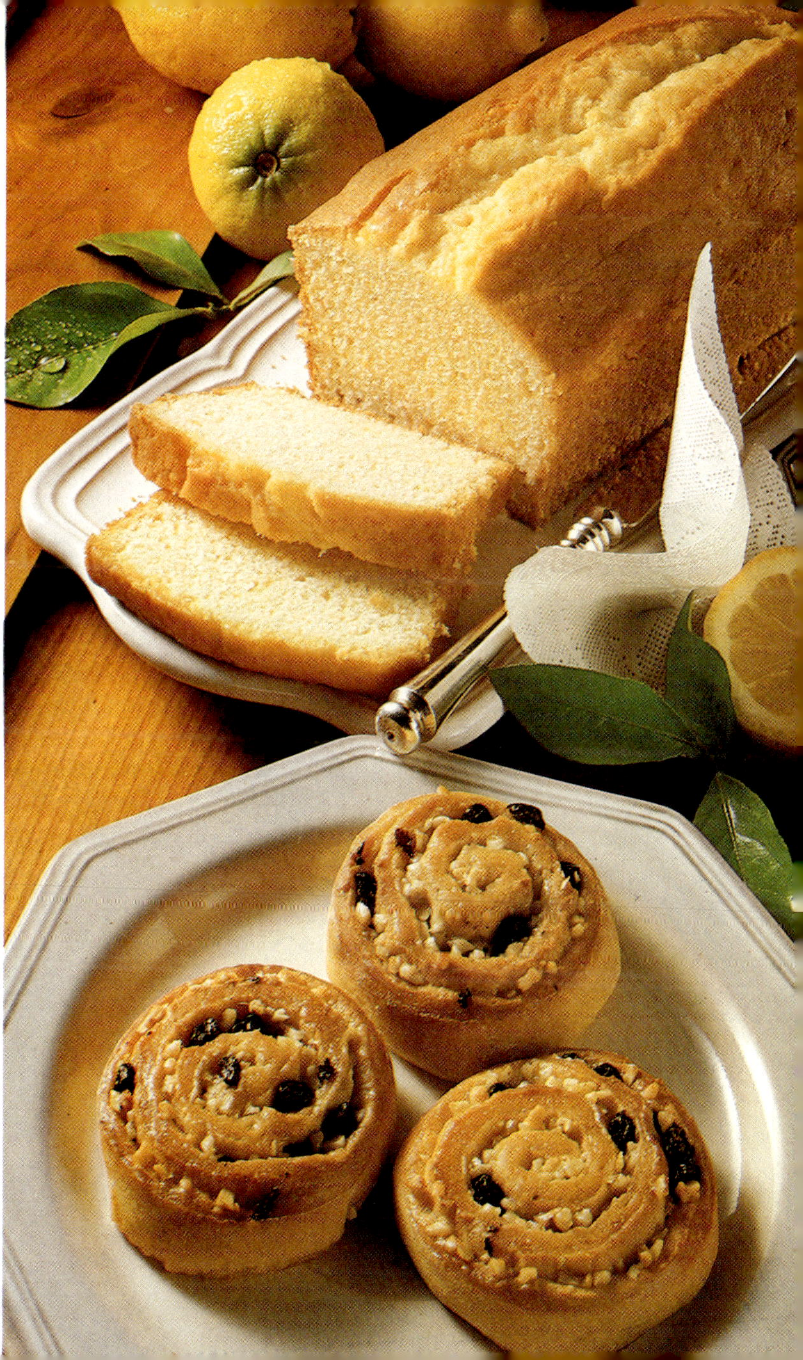

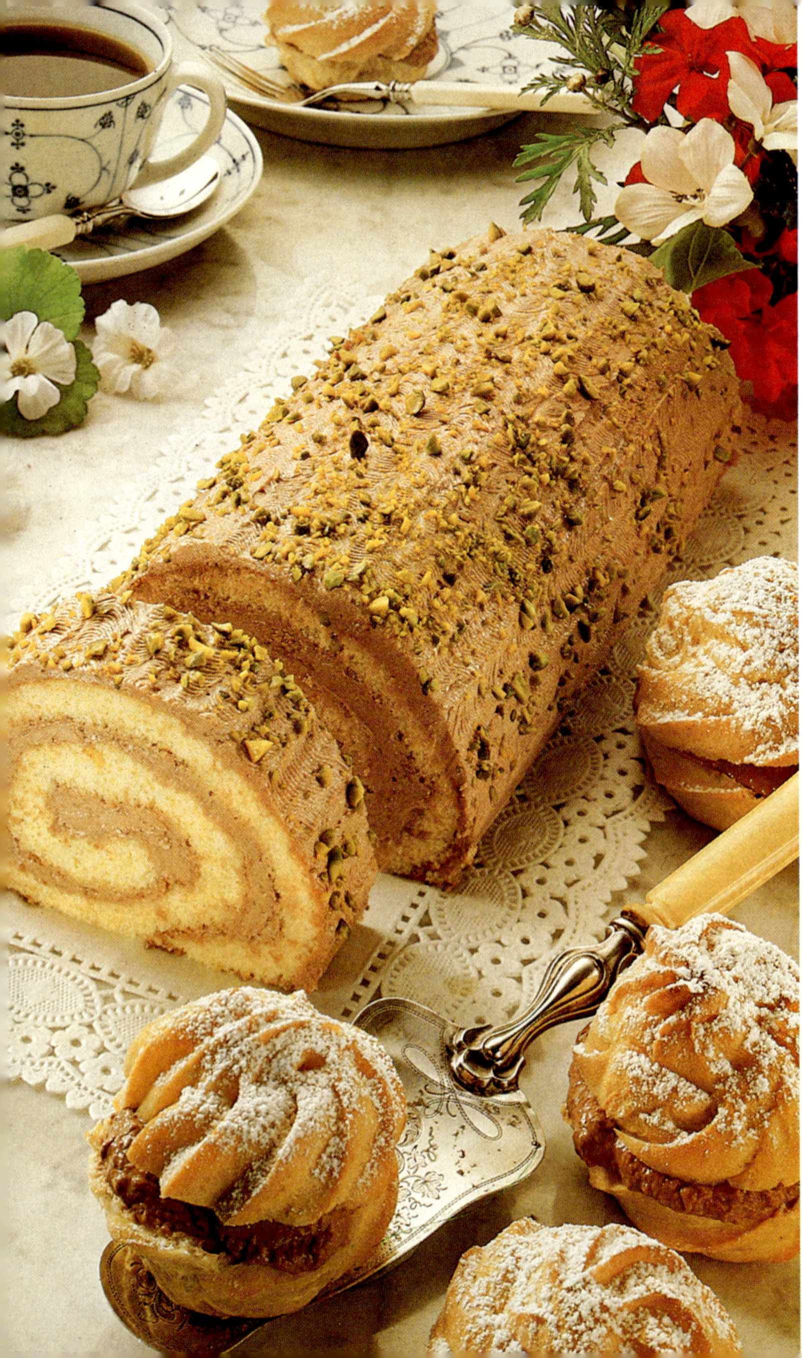

Quarknapfkuchen

18 Stück von je 50 g

Pro Stück: 632 Joule/152 Kalorien, 6 g E, 7 g F, 18 g KH, 1½ BE

100 g Butter oder Diätmargarine, 40 g Fruchtzucker, 3 TL flüssiger Süßstoff, 4 Eigelb (Gew.-Kl. 3), 250 g Magerquark, feingeriebene Schale von ½ ungespritzten Zitrone, 1 Pr. Salz, 300 g Weizenmehl Type 405 oder Type 1050, 50 g Weizenkeime, 1 Päckchen Backpulver, ca. 1/10 l Milch (100 g), 4 Eiweiß (Gew.-Kl. 3)

Das Fett mit Süßstoff, Eigelb, Quark, Zitronenschale und Salz am besten mit Hilfe der Küchenmaschine gut schaumig rühren. Das Mehl mit Weizenkeimen und Backpulver gut vermischen, abwechselnd mit der Milch an die Schaummasse geben. Zum Schluß das Eiweiß steif schlagen und unterheben. Den Teig in eine leicht gebutterte, mit Kunststoff beschichtete Kastenform von 30 cm Länge oder in eine gleichartige Napfkuchenform füllen. Die Oberfläche glattstreichen.

Auf dem Rost auf der untersten Schiene im vorgeheizten Backofen bei 180°C bis 65 Minuten backen. Unbedingt die Garprobe machen. Den Kuchen auf einem Gitter erkalten lassen. Dann in Stücke schneiden.

Durch den Quarkzusatz ist der Kuchen sehr eiweißreich und hält sich gut frisch. Achten Sie aber darauf, daß der Quark trocken ist; gegebenenfalls müssen Sie die Milchzugabe etwas knapper halten, weil es sonst leicht passieren kann, daß sich die Flüssigkeit absetzt.

Wer nicht so sehr auf Kalorien achten muß, kann zusätzlich 80 g geschälte, grobgehackte Mandeln beifügen. Einen Einfluß auf die Broteinheiten hat diese Mandelzugabe nicht, wohl aber auf den Kaloriengehalt. Sehr gut, auch in Teilportionen, zum Gefrieren geeignet.

Schnecken aus Quarkölteig

(Farbabbildung gegenüber Seite 80)
14 Stück von je 60 g

Pro Stück: 903 Joule/213 Kalorien, 5 g E, 10 g F, 12 g KH, 1 BE

6 EL Öl (75 g), 6 EL Milch (90 g), 6 EL Diabetikersüße (90 g), 150 g Magerquark, 300 g Weizenmehl Type 1050 oder zum Teil durch Weizenbackschrot ersetzt, 1 Päckchen Backpulver

Für die Füllung: 30 g Butter, 4 EL Dosenmilch (60 g), 40 g gehackte Mandeln, 30 g Korinthen, 2 EL Diabetikersüße (30 g)

Windbeutel mit Schokoquarkfüllung (siehe Seite 99), Bismarckeiche (siehe Seite 104)

Für den Teig das Öl mit Milch, Diabetikersüße und Quark in einer Schüssel rasch verrühren. Das mit Backpulver gemischte Mehl zunächst darunterrühren, zum Schluß darunterkneten. Den Teig auf einer leicht bemehlten Unterlage zu einem Rechteck von etwa 35×40 cm ausrollen. Zuerst mit weicher Butter bepinseln, dann mit Dosenmilch. Die Mandeln mit Korinthen und Diabetikersüße vermengen, gleichmäßig auf den Teig verteilen. Die Menge der Füllung sollte auf keinen Fall erhöht werden, weil dann die Schnecken zu kalorienreich werden. Von der schmalen Seite her möglichst nicht zu fest aufrollen. Diese Rolle nach Möglichkeit für eine Stunde, am besten in Plastik- oder Alufolie eingewickelt, in das Gefrierfach legen. Dann werden Sie keinerlei Mühe haben, den Teig in 14 gleichmäßige Scheiben zu schneiden. Die Schnecken auf ein mit Backtrennpapier belegtes Backblech legen.
Auf der zweiten Schiene von oben im vorgeheizten Backofen bei 200 °C in 30 Minuten mittelbraun backen. Auf einem Kuchengitter auskühlen lassen.

Tips: Vermischen Sie zur Abwechslung die Diabetikersüße der Füllung mit einem halben Teelöffel Zimt.
Es lohnt sich, das doppelte Rezept zuzubereiten, weil diese Schnecken vorzüglich zum Einfrieren geeignet sind. Sie können aus dem Teig aber auch 8 Stücke schneiden und diese aufrecht stehend in einer leicht gefetteten Springform von 24 cm Ø abbacken. Die »Rosen« wachsen während des Backens zusammen. Das fertige Gebäck entweder wie eine Torte in 8 Stücke (pro Stück 1 BE) schneiden, oder die Rosen stückweise auseinanderbrechen.

Quarknapfkuchen mit Vollkornmehl

24 Scheiben von je 60 g

Pro Scheibe: 908 Joule/216 Kalorien, 6 g E, 10 g F, 24 g KH, 2 BE

200 g Butter oder Diätmargarine, 100 g Fruchtzucker, 100 g Diabetikersüße, 3 Eier (Gew.-Kl. 3), 250 g Magerquark, 125 g Weizenbackschrot Type 1700, 125 g Weizenvollkornmehl Type 1700, 250 g Weizenmehl Type 405, 1 Päckchen Backpulver, ⅛ l Milch (125 g), 100 g Haselnüsse

Der Kuchen gewinnt an Geschmack, wenn Sie die Nüsse auf einem Blech im Backofen rösten, bis sich die braunen Häutchen lösen. Unbedingt nötig ist dieser Arbeitsgang aber nicht. Das Fett mit Zucker, Süßstoff und Eiern mit Hilfe eines Elektroquirls in einer Schüssel zu einer weißlichen schaumigen Masse verschlagen. Dann den Quark zugeben. Die Mehlsorten mit dem Backpulver vermischen und abwechselnd mit der Milch unter den Teig rühren. Die Nüsse nach Belieben entweder fein reiben oder grob hacken und zum Schluß unter den Teig geben. Er muß schwer reißend vom Löffel fallen. In eine leicht gebutterte kunststoffbeschichtete Napfkuchenform von 26 cm Ø füllen, die Oberfläche glattstreichen.
Auf dem Rost auf der untersten Schiene im vorgeheizten Backofen bei 175 °C in etwa 70 Minuten backen. Wenn die Backofentemperatur zu hoch ist,

bekommt der Kuchen einen Strich. Am besten im Ofen lauwarm abkühlen lassen. Dann auf ein Gitter stürzen. Wenn der Kuchen in der Form total abkühlt, bekommt er eine gute Kruste.
Erkaltet in 24 Scheiben schneiden.
Quarknapfkuchen hält sich lange frisch, kann aber auch gut tiefgekühlt werden.

Napfkuchen mit Schokoladenstückchen

20 Scheiben von je 40 g

Pro Scheibe: 840 Joule/199 Kalorien, 4 g E, 11 g F, 24 g KH, 2 BE

200 g Butter oder Diätmargarine, 40 g Fruchtzucker, 40 g Diabetikersüße, 1 TL Süßstoff, 3 Eier (Gew.-Kl. 3), 1 Pr. Salz, 300 g Weizenmehl Type 405 oder 1050, 100 g Speisestärke, 1 Päckchen Backpulver, Saft von ½ Orange, feingeriebene Schale von ½ ungespritzten Orange, ⅛ l Milch (125 g), 80 g bittere Diabetikerschokolade

Das Fett mit Zucker und Süßstoff, Eiern und Salz in einer Schüssel mit Hilfe des Elektroquirls zu einer weißlichen schaumigen Masse verschlagen. Das Mehl mit der Stärke und dem Backpulver vermischen. Auf die Schaummasse sieben. Den Orangensaft, die -schale und die Milch zufügen, alle Zutaten zum Rührteig vermengen. Die Schokolade in kleine Stückchen schneiden und zum Schluß vorsichtig unter den Teig mengen. In eine gebutterte, kunststoffbeschichtete Napfkuchenform von 26 cm Ø füllen, die Oberfläche glätten. Auf dem Rost auf der untersten Schiene im vorgeheizten Backofen (220 °C) 55 bis 60 Minuten backen. Unbedingt die Garprobe machen. Den Kuchen aus der Form lösen und auf einem Gitter erkalten lassen. Mit einem scharfen Messer in 20 Stücke schneiden.

Tip: Diesen Napfkuchen können Sie vorzüglich gefrieren. Für den Kleinhaushalt ist es am günstigsten, ihn vor dem Gefrieren aufzuschneiden. Die einzelnen Scheiben können gefroren entnommen und rasch im Toaster aufgetaut werden.

Mandelkuchen

10 Scheiben von je 60 g

Pro Scheibe: 1025 Joule/243 Kalorien, 2 g E, 14 g F, 24 g KH, 2 BE

100 g Butter oder Diätmargarine, 75 g Fruchtzucker, 1 Ei (Gew.-Kl. 3), 1 Pr. Salz, 200 g Mehl Type 405, 1½ gestrichene TL Backpulver, ⅛ l Milch (125 g), 1 Msp. Orangenschalenaroma, 80 g geschälte geriebene Mandeln

In einer Schüssel das Fett mit Zucker, Ei und Salz am besten mit dem Elektroquirl gut schaumig rühren. Das Mehl mit dem Backpulver sieben, abwechselnd mit der Milch daruntergeben. Dann die Orangenschale und die Mandeln untermischen. Den Teig in eine gebutterte, kunststoffbeschichtete kleine Kastenform von 24 cm füllen. Die Oberfläche glätten.

Auf dem Rost der untersten Schiene im vorgeheizten Backofen bei 200°C 50 Minuten backen.
Noch heiß aus der Form nehmen, auf einem Kuchengitter auskühlen lassen. In 10 Scheiben schneiden.

Marmorkuchen

20 Stück von je 75 g

Pro Stück: 853 Joule/202 Kalorien, 6 g E, 12 g F, 20 g KH, 1½ BE

200 g Butter oder Diätmargarine, 1 EL Fruchtzucker (15 g), 3 TL flüssiger Süßstoff, 5 Eier (Gew.-Kl. 3), ²⁄₁₀ l Milch (200 g), 1 Pr. Salz, Mark ¼ Vanillestange, 3 gestrichene TL Backpulver, 200 g Weizenmehl Type 405, 200 g Weizenmehl Type 1050, 100 g bittere Diabetikerschokolade

Marmorkuchen ist immer beliebt. Zunächst das Fett mit Süßstoff, Fruchtzukker, Milch, den Eiern und dem Salz am besten mit dem Elektroquirl gut schaumig rühren. Die Schaummasse teilen. Unter die eine Hälfte das Mark der Vanillestange und das mit der Hälfte des Backpulvers gemischte helle Mehl geben. Unter die zweite Hälfte das dunklere Mehl, den Rest Backpulver und die bei milder Hitze zerlassene Schokolade rühren. Nun abwechselnd den hellen und dunklen Teig in eine kunststoffbeschichtete, leicht ausgebutterte Napfkuchenform füllen. Zum Schluß mit der Gabel durch spiralförmige Bewegungen das typische Marmormuster durchziehen.
Den Kuchen auf dem Rost auf der untersten Schiene im vorgeheizten Backofen bei 180°C in einer Stunde backen. Die Garprobe machen, dann den Kuchen auf einem Rost auskühlen lassen. Erkaltet in Stücke schneiden.

Tips: Wenn im Kleinhaushalt der Kuchen zum Teil eingefroren werden soll, schneiden Sie ihn am besten, damit Sie ihn in kleinen Portionen oder Scheiben verpacken können. Oder geben Sie den Teig statt in eine große Form gleich in kleine Pergament-Portionsförmchen. Das Papier wird erst kurz vor dem Verzehr abgelöst und hält den Kuchen länger frisch. Für Normalverbraucher können die Küchlein zusätzlich mit Schokoladenguß überzogen werden.

Quarkmandelstollen

1 Stollen von 550 g, 11 Scheiben à 50 g

Pro 50-g-Scheibe: 863 Joule/204 Kalorien, 6 g E, 10 g F, 24 g KH, 2 BE

50 g Butter oder Diätmargarine, 100 g Magerquark, 1 Ei (Gew.-Kl. 3), 80 g Diabetikersüße, Saft von ½ Zitrone, 3 Tropfen Rumaroma, 2 Tropfen Bittermandelöl, 1 Msp. Salz, 1 gestrichener TL Christstollengewürz, 200 g Weizenmehl Type 405 oder halb Type 405 und halb Type 1050, 2 gestrichene TL Backpulver, 100 g Mandeln

Zum Bestreuen: 1 EL Diabetikersüße (15 g)

Das Fett mit Quark, Ei, Zucker und Gewürzen in eine Schüssel geben und 1 bis 2 Minuten mit dem Knethaken der Küchenmaschine vermengen. Das Mehl

mit Backpulver gemischt zufügen, dann alle Zutaten miteinander gut verkneten. Zum Schluß die geschälten, gehackten Mandeln darunterkneten.
Den Teig entweder in eine gebutterte kunststoffbeschichtete Kastenform von 25 cm Länge oder in eine ebenfalls gefettete kleine Stollenform geben. Auf dem Rost auf der untersten Schiene im vorgeheizten Backofen bei 200 °C 35 bis 40 Minuten backen. Ein kleines feuerfestes Gefäß mit Wasser gleichzeitig in den Ofen stellen, damit der Teig nicht zu trocken wird. Auf einem Rost auskühlen lassen. Mit Diabetikersüße bestäuben. Erkaltet in Scheiben schneiden. Der Diabetiker muß diese wegen der unterschiedlichen Größe vor dem Verzehr abwiegen.
Dieser Mandelstollen hält sich 2 Wochen frisch, sollte aber in Alufolie eingewickelt an kühler, nicht zu trockener Stelle gelagert werden.

Orangenkuchen

10 Stück von je 45 g

Pro Stück: 956 Joule/208 Kalorien, 3 g E, 11 g F, 24 g KH, 2 BE

125 g Butter oder Diätmargarine, 125 g Diabetikersüße, 2 Eier (Gew.-Kl. 3), 1 Pr. Salz, ½ TL Orangenschalenaroma, 125 g Weizenmehl Type 405 oder 1050, 2 gestrichene TL Backpulver

Zum Beträufeln: Saft von 1 Zitrone, ⅛ l Orangensaft (125 g), ½ TL Orangenschalenaroma, ½ TL flüssiger Süßstoff

Wenn Sie sicher sind, daß die Orangen nicht gespritzt sind, können Sie für diesen köstlichen Kuchen natürlich auch frisch geriebene Orangenschale verwenden. Das Orangenschalenaroma aus ungespritzten frischen Früchten finden sie in Lebensmittelgeschäften im Gewürzsortiment.
Für den Teig das zimmerwarme Fett mit Zucker, Eiern, Salz und Orangenschalenaroma am besten mit dem Elektroquirl gut schaumig schlagen. Dann das mit Backpulver gut vermischte Mehl daruntergeben. Die Masse in eine leicht gebutterte kunststoffbeschichtete Springform von 18 cm Ø füllen, die Oberfläche glätten, dabei leicht zum Rand hin hochstreichen.
Den Kuchen auf der zweiten Schiene von unten im vorgeheizten Backofen bei 200 °C 40 bis 45 Minuten backen. In der Form belassen. Aus dem Ofen nehmen. Mehrere Male mit einer Gabel oder einem Hölzchen einstechen und nach und nach das Gemisch von Zitrussaft, -schale und Süßstoff auf den Kuchen träufeln. Frühestens nach einer Stunde aus der Form nehmen und in 10 Tortenstücke schneiden.

Orangenkuchen mit Mandeln

15 Stück von je 65 g

Pro Stück: 1096 Joule/259 Kalorien, 6 g E, 15 g F, 24 g KH, 2 BE

Nicht für Übergewichtige geeignet!

150 g Butter oder Margarine, 3 Eigelb (Gew.-Kl. 3), 100 g Fruchtzucker, 1 TL flüssiger Süßstoff, Saft und Schale von 2 ungespritzten Orangen, feingeriebene Schale von ½ ungespritzten Zitrone, Saft von 1 Zitrone, 150 g unge-

schält geriebene Mandeln, 350 g Weizenmehl Type 1050, 3 gestrichene TL Backpulver, 1 Pr. Salz, 3 Eiweiß

Mit dem Elektroquirl das Fett mit Zucker, Süßstoff, Orangen- und Zitronensaft und -schalen gut schaumig rühren. Dann die Mandeln und das mit Backpulver und Salz gemischte dunkle Weizenmehl daruntergeben. Das Eiweiß steif schlagen und unter den Teig heben.
Den Kuchenteig entweder in eine kunststoffbeschichtete, leicht gebutterte Kastenform von 30 cm Länge oder in eine Springform von 24 cm ∅ geben. Die Oberfläche glattstreichen. Den Kuchen auf einem Gitter auf der zweiten Schiene von unten im vorgeheizten Backofen bei nicht zu starker Hitze (180 °C) je nach Art der Form 40 bis 50 Minuten backen. Am besten auf einem Gitter auskühlen lassen. Dann in 15 Stücke teilen.

Tips: Besonders schmackhaft wird der Kuchen, wenn er noch im warmen Zustand dünn mit durchgesiebter Aprikosen- oder Orangenkonfitüre für Diabetiker bestrichen und mit leicht goldgelb gerösteten Mandelblättchen bestreut wird. Die Zugaben müssen aber berechnet werden.
Wer gerne Ingwer mag, kann zusätzlich 3 eingelegte, feingehackte Ingwerknollen unter den Teig rühren, muß dann aber 1 EL Zucker fortlassen.

Zitronenkuchen

(Farbabbildung gegenüber Seite 80)
12 Stück von je 70 g

Pro Stück: 1370 Joule/394 Kalorien, 5 g E, 19 g F, 24 g KH, 2 BE

Nicht für Übergewichtige geeignet!

250 g Butter oder Diätmargarine, 100 g Fruchtzucker, 1 TL flüssiger Süßstoff, 5 Eier (Gew.-Kl. 3), feingeriebene Schale von 2 ungespritzten Zitronen, 125 g Weizenmehl Type 405, 125 g Weizenmehl Type 1050, 2 gestrichene TL Backpulver, 1 Pr. Salz

Für den Guß: 1/10 l purer Zitronensaft, 1½ TL flüssiger Süßstoff, 2 EL Wasser oder weißer Rum

Zunächst die Butter oder Margarine mit Zucker, Süßstoff, den Eiern und der Zitronenschale am besten mit dem Elektroquirl gut schaumig schlagen. Das Mehl mit Backpulver und Salz mischen und unterheben. Den Teig entweder in eine kunststoffbeschichtete, leicht gebutterte Kastenform von 30 cm Länge oder in eine Springform von 24 cm ∅ geben. Die Oberfläche glätten.
Im vorgeheizten Backofen bei nicht zu starker Hitze (180 °C) auf dem Rost auf der untersten Schiene je nach Art der Form 50 bis 65 Minuten backen. Garprobe machen. Den noch heißen Kuchen einige Male mit einem Hölzchen oder einer Gabel einstechen. Nach und nach die Mischung aus Zitronensaft, Süßstoff und Wasser daraufgießen.
Dann in 12 Stücke teilen.
Durch den feuchten Guß ist dieser Kuchen angenehm frisch und wird nicht so schnell alt. Er sollte aber besser nicht eingefroren werden.

Tip: Sie können das Rezept auch mit Orangenschale und -saft abwandeln, sollten aber immer den Saft ½ Zitrone mitverarbeiten. Wer nicht so sehr auf die Kalorien achten muß, kann 50 g Mehl durch geriebene geschälte oder ungeschälte Mandeln, Haselnüsse oder Walnüsse austauschen.

Süßer Maiskuchen

10 Stück von je 75 g

Pro Stück: 1063 Joule/276 Kalorien, 15 g E, 12 g F, 24 g KH, 2 BE

Nicht für Übergewichtige geeignet!

80 g Butter oder Margarine, 3 TL flüssiger Süßstoff, 4 Eigelb (Gew.-Kl. 3), feingeriebene Schale von ½ ungespritzten Zitrone, 1 EL Zitronensaft, 2 EL Kirschwasser, 1 Msp. Zimt, 1 Msp. Nelkenpulver, 1 Pr. Salz, 150 g Maisgrieß, 150 g Weizenmehl Type 405, 3 gestrichene TL Backpulver, ⅒ l Milch (100 g), 50 g Korinthen, 50 g geschälte gehackte Mandeln, 4 Eiweiß

Das Fett mit Süßstoff, Eigelb und allen Gewürzen am besten mit dem Elektroquirl gut schaumig rühren. Maisgrieß, Mehl und Backpulver vermischen und abwechselnd mit der Milch unter die Schaummasse geben. Mandeln und Korinthen unterheben. Dann die Eiweiß steif schlagen und unter den Teig heben.
Eine kunststoffbeschichtete 25 cm lange Kastenform leicht buttern und mit Mehl oder Paniermehl ausschwenken. Den Teig hineingeben. Glätten und etwas zum Rand, der keinesfalls gefettet sein darf, hochziehen.
Auf dem Rost auf der mittleren Schiene im vorgeheizten Backofen bei schwacher Hitze (175 °C) ziemlich lange, nämlich 65 bis 70 Minuten, backen. Unbedingt die Garprobe machen. Den Kuchen auf einem Rost auskühlen lassen. Kalt in 10 Stücke schneiden. Dieser amerikanische Maiskuchen ist eine aparte Ergänzung zu den Mexikanischen Maisbrötchen. Er läßt sich gut einfrieren.

Tip: Für Normalköstler können Sie unter einen Teil des Teiges zusätzlich 50 g Sultaninen und 50 g kleingewürfeltes Zitronat mischen.

Sherrycake

16 Stück von je 35 g

Pro Stück: 396 Joule/95 Kalorien, 2 g E, 3 g F, 12 g KH, 1 BE

3 Eier (Gew.-Kl. 3), 2 EL heißes Wasser, 100 g Fruchtzucker, feingeriebene Schale von ½ ungespritzten Zitrone, 50 g geschälte Mandeln, 90 g Weizenmehl Type 405 oder 1050, 1 gestrichener TL Backpulver, 1 EL trockener Sherry

Zum Beträufeln: ⅛ l trockener Sherry (125 g), 2 EL Zitronensaft, 1½ TL flüssiger Süßstoff

Eigelb mit Wasser, Zucker und Zitronenschale am besten mit dem Elektroquirl gut schaumig schlagen. Die Mandeln reiben. Das Mehl mit dem Backpulver mischen. Mandeln und Mehl an den Teig geben. Zum Schluß die zu steifem Schnee geschlagenen Eiweiß vorsichtig unterheben. Mit dem Teig eine mit Backtrennpapier ausgelegte Kastenform von 30 cm Länge füllen, die Oberfläche glätten.
Im vorgeheizten Backofen auf dem Rost auf der zweiten Schiene von unten bei 180°C etwa 30 Minuten backen. Unbedingt die Garprobe machen. Den Kuchen in der Form abkühlen lassen.
Den Sherry mit Zitronensaft und Süßstoff vermischen. Den Kuchen wiederholte Male mit der Gabel einstechen. Den Sherry nach und nach darauftr äufeln.
In 16 Scheiben von je 35 g schneiden.

Tip: Wenn Sie den Kuchen statt mit Zitronenschale mit Orangenschale und natürlich auch Orangensaft zubereiten, bekommt er eine ganz besondere Geschmacksnote. Er hält sich in jedem Fall gut frisch.

Aniskuchen

12 Stück von je 40 g

Pro Stück: 414 Joule/98 Kalorien, 3 g E, 2 g F, 18 g KH, 1½ BE

4 Eigelb (Gew.-Kl. 3), 50 g Fruchtzucker, 50 g Diabetikersüße, 1/10 l Wasser, feingeriebene Schale von ½ ungespritzten Zitrone, 120 g Weizenmehl Type 405, 1 Pr. Salz, 1 leicht gehäufter TL Anis, 4 Eiweiß (Gew.-Kl. 3)

Zunächst in einer Schüssel mit dem Elektroquirl die Eigelb mit dem Zucker schaumig schlagen, nach und nach das Wasser und die Zitronenschale zufügen. Das mit Salz und zerquetschtem oder gemahlenem Anis gemischte Mehl daraufsieben. Die zu steifem Schnee geschlagenen Eiweiß auf den Mehlberg geben. Erst jetzt alle Zutaten vorsichtig vermischen. Eine Kastenform von 25 cm Länge mit Backtrennpapier sorgfältig auskleiden, den Teig hineingeben. Die Oberfläche glätten.
Auf der untersten Schiene auf einem Rost im gut vorgeheizten Backofen bei 180°C während 30 Minuten goldbraun backen. Vorsichtig aus der Form nehmen, auf einem Kuchengitter abkühlen lassen, dann in 12 Stücke schneiden.

Tips: Während der Weihnachtszeit können Sie für einen *Gewürzbiskuit* die Anismenge reduzieren und statt dessen etwas Zimt, Nelkenpulver und Muskat an den Teig geben. Oder ersetzen Sie den Anis für einen *Schokoladenbiskuit* durch 1½ EL Kakao. Für *Vanillebiskuit* geben sie das Mark einer halben Vanillestange unter die Eigelbmasse. Bei *Zitronenbiskuit* ersetzen Sie einen Teil des Wassers durch den Saft von 2 Zitronen und erhöhen den Anteil an Zitronenschale noch etwas.

Gewürzkuchen mit Vollkornmehl

12 Stück von je 80 g

Pro Stück: 840 Joule/246 Kalorien, 3 g E, 8 g F, 36 g KH, 3 BE

50 g Diätmargarine, 2 Eier (Gew.-Kl. 3), 100 g Fruchtzucker, 100 g Diabetikersüße, etwas feingeriebene Schale von 1 ungespritzten Zitrone und 1 Orange, 2 gestrichene TL Zimt, ½ gestrichener TL Nelken, 1 Msp. Piment, 50 g grobgehackte Haselnüsse, 250 g Möhren, 350 g Weizenvollkornmehl Type 1700, 1 Päckchen Backpulver, ca. ⅛ l Milch (125 g)

Die Margarine mit den Eiern, dem Zucker und der Diabetikersüße am besten mit dem Elektroquirl in einer Schüssel sehr schaumig schlagen. Dann die Gewürze und Nüsse daruntergeben. Die Möhren putzen, waschen, reiben. 200 g geriebene Möhren, genau abgewogen, unter den Teig rühren. Er sollte schwer reißend vom Löffel fallen.
Eine 30 cm lange, kunststoffbeschichtete Kastenform sorgfältig ausbuttern und den Teig hineingeben. Die Oberfläche glattstreichen. Auf dem Kuchenrost auf der untersten Schiene im vorgeheizten Backofen bei 180°C 60 bis 65 Minuten backen. Auf einem Rost erkalten lassen. Nach dem völligen Erkalten am besten in Alufolie wickeln und an einem kühlen, nicht zentralbeheizten Ort drei bis vier Tage durchziehen lassen. Dann in 12 Stücke von jeweils 80 g schneiden.

Tip: Für Nichtdiabetiker können Sie die eine Hälfte des Kuchens zusätzlich mit 50 g Sultaninen, 50 g Korinthen, 50 g feingeschnittenen Feigen und 50 g gewürfeltem Zitronat vermischen. Der Kalorienwert steigt dadurch natürlich an, der Kuchen wird aber auch schmackhafter. Wenn Sie den ganzen Kuchen für Normalköstler backen, müssen Sie die letztgenannten Zutaten verdoppeln.

Haselnußzimtkuchen

24 Stück von je 45 g

Pro Stück: 873 Joule//206 Kalorien, 4 g E, 13 g F, 18 g KH, 1½ BE

Nicht für Übergewichtige geeignet!

200 g Butter oder Diätmargarine, 75 g Fruchtzucker, 75 g Diabetikersüße, 3 Eigelb (Gew.-Kl. 3), 1 gestrichener TL Zimt, 1 Msp. Nelkenpulver, feingeriebene Schale von ½ ungespritzten Zitrone, 200 g Haselnüsse, 75 g Paniermehl, ⅒ l Milch (100 g), 3 Eiweiß (Gew.-Kl. 3), 200 g Weizenvollkornmehl Type 1700, 100 g Weizenmehl Type 405, 2 gestrichene TL Backpulver

Dieser Kuchen wird besonders schmackhaft, wenn Sie die Haselnüsse vor dem Reiben im Backofen rösten, bis sich die braunen Häutchen lösen. Zwischendurch das Backblech etwas schütteln, damit die Nüsse eine gleichmäßige Farbe bekommen.

Das Fett mit dem Zucker, der Diabetikersüße, den Eigelb und Gewürzen am besten mit dem Elektroquirl gut schaumig schlagen. Die Nüsse rösten und fein reiben, mit dem Paniermehl unter die Schaummasse geben. Die Eiweiß zu steifem Schnee schlagen, auf die Schaummasse geben, jedoch nicht untermengen. Die beiden Mehlsorten mit dem Backpulver vermengen und auf den Eiweißberg sieben, dann aber auch die Rückstände aus dem Sieb an den Teig geben. Alle Zutaten vorsichtig so miteinander vermischen, daß nicht die Luft herausgerührt wird.
Eine Kastenform von 30 cm Länge mit Backtrennpapier auskleiden, den Teig hineingeben und die Oberfläche glätten. Im vorgeheizten Backofen auf dem Rost auf der untersten Schiene bei 180°C 60 Minuten backen. Noch heiß aus der Form nehmen, auf einem Gitter auskühlen lassen. Erkaltet in 24 Stücke von je 45 g schneiden.
Wenn Sie den Kuchen nicht unmittelbar nach der Fertigstellung aufessen, sollten Sie ihn entweder zum Teil einfrieren oder in Alufolie wickeln. Dann hält er sich etwa eine Woche frisch.

Kokoskuchen

18 Stück von je 60 g

Pro Stück: 922 Joule/208 Kalorien, 3 g E, 8 g F, 30 g KH, 2½ BE

Nicht für Übergewichtige geeignet!

125 g Butter oder Diätmargarine, 75 g Fruchtzucker, 75 g Diabetikersüße, 150 g Kokosflocken, Mark von ¼ Vanilleschote, 12 EL Milch (180 g), 4 Eiweiß (Gew.-Kl. 3), 1 Pr. Salz, 1 EL Fruchtzucker (15 g), 250 g Weizenmehl Type 405, 2 gestrichene TL Backpulver

Für den Guß: 50 g Kokosflocken, 50 g Diabetikersüße, 4 EL saure Sahne (60 g)

Dies ist ein Kuchen, der allen Liebhabern von Kokosmakronen gut schmecken wird. Er ist allerdings nicht für Übergewichtige geeignet. Die Butter oder Margarine mit Zucker und Diabetikersüße am besten mit dem Elektroquirl gut verrühren. Die Masse soll schaumig-weiß sein. Dann die Kokosflocken und das Mark der Vanilleschote darunterrühren. Die Eiweiß mit Salz und Fruchtzucker sehr steif schlagen, auf den Teig geben. Das mit Backpulver gemischte Mehl daraufsieben. Vorsichtig alle Zutaten miteinander vermengen, dabei aber achtgeben, daß die Luft nicht herausgerührt wird. Eine Kastenform von 30 cm Länge sorgfältig mit Backtrennpapier auskleiden, den Teig hineinfüllen. Die Form auf einem Rost auf der untersten Schiene in den vorgeheizten Backofen (180°C) schieben und 50 bis 60 Minuten backen. Unbedingt mit dem Hölzchen die Garprobe machen. Vorsichtig aus der Form heben, das Papier abziehen. Auf einem Gitter erkalten lassen. Für den Guß die Kokosraspeln mit Diabetikersüße und saurer Sahne verrühren. Die Oberfläche des Kuchens damit überziehen.
In 18 Stücke von je etwa 60 g schneiden. Der Kuchen eignet sich mit dem Guß nicht zum Einfrieren.

In unseren Lebensmittelgeschäften werden Kokosflocken frisch geraspelt nur im November und Dezember angeboten. Weil während der übrigen Monate die Ware oft ranzig ist, sollten Sie in der Zeit eine frische Kokosnuß kaufen und die gewünschte Menge selbst reiben.

Joghurtkuchen

15 Stück von je 34 g

Pro Stück: 650 Joule/153 Kalorien, 9 g E, 7 g F, 18 g KH, 1½ BE

½ Joghurtbecher Joghurt (100 g), ½ Joghurtbecher Öl (80 g), ½ Joghurtbecher Fruchtzucker (90 g), 1 TL flüssiger Süßstoff, 2 Eier (Gew.-Kl. 3), Saft und feingeriebene Schale von 1 ungespritzten Zitrone, 50 g bittere Diabetikerschokolade, 1 Joghurtbecher Weizenmehl Type 405 (100 g), 1 Joghurtbecher Weizenmehl Type 1050 (100 g), 3 gestrichene TL Backpulver, 1 EL Diabetikersüße

Dieser Kuchen ist im Nu zubereitet, das Rezept kann auch gut unter einfachen Verhältnissen, beispielsweise im Ferienhaus, gebacken werden, weil man keine Waage benötigt.
Joghurt, Öl, Zucker, Süßstoff, Eier, Zitronenschale und -saft in eine Schüssel geben und rasch mit einem Schneebesen vermischen. Die Schokolade, 50 g entsprechen einer halben Tafel, in Stückchen schneiden und zum Teig geben. Das Mehl mit dem Backpulver mischen und unter die Schaummasse heben. Ob Sie den Kuchen in eine Kastenform von 30 cm Länge oder in eine Springform von 24 cm ∅ geben, bleibt Ihrem Geschmack überlassen.
Auf der mittleren Schiene auf dem Rost im vorgeheizten Backofen bei 180°C 45 bis 55 Minuten abbacken. Nach dem Erkalten dünn mit Diabetikersüße bestäuben. In 15 Stücke schneiden.

Tips: Dieses praktische Rezept ist leicht abzuwandeln. Lassen Sie die Schokoladenstückchen fort, geben Sie statt dessen 50 g geriebene Mandeln und einen Eßlöffel Joghurt zusätzlich in den Teig. 500 g in schmale Spalten geschnittene, geschälte Äpfel oder Rhabarberstückchen auf den Teig verteilen – schon haben Sie einen schmackhaften *Joghurt-Apfelkuchen* oder *Joghurt-Rhabarberkuchen.*

Mokkakuchen

12 Stück von je 60 g

Pro Stück: 926 Joule/219 Kalorien, 7 g E, 11 g F, 24 g KH, 2 BE

4 Eier (Gew.-Kl. 3), ⅛ l Öl (100 g), 75 g Fruchtzucker, 1½ TL flüssiger Süßstoff, Mark von ¼ Vanilleschote, 2 EL Instantkaffee, 2 EL heißes Wasser, 50 g Weizenkeime, 250 g Weizenmehl Type 1050, 2 gestrichene TL Backpulver, 1 EL Diabetikersüße (12 g)

Dieser Kuchen ist im Nu zubereitet. Geben Sie alle Zutaten bis auf das Mehl in eine Schüssel und verrühren Sie sie kurz mit dem Elektroquirl. Der Pulverkaffee muß dazu im heißen Wasser aufgelöst werden. Dann das mit Backpulver gemischte Mehl unterheben. Den Teig in eine gebutterte kunststoffbeschichtete Springform von 24 cm Ø oder in 12 Portionsförmchen füllen. Auf dem Rost auf der mittleren Schiene im vorgeheizten Backofen bei 180°C 35 bis 50 Minuten backen – je nach Art der Form. Erkaltet den Kuchen leicht mit Diabetikersüße bestäuben und in 12 Stücke teilen. Wie die meisten trockenen Kuchen ist er gut zum Gefrieren geeignet.

Tips: Relativ einfach können Sie diesen trockenen Kuchen in eine festliche Torte umwandeln. Schneiden Sie die Torte am folgenden Tag auf und füllen Sie sie mit der Hälfte von ½ l geschlagener Sahne, die mit Süßstoff gesüßt und ebenfalls mit in wenig Wasser aufgelöstem Instantkaffee geschmacklich verbessert wurde. Den Rest der Sahne außen auf die Torte streichen. Mit einigen Schokoladensplittern bestreuen. Wenn die Torte nicht gleich ganz gegessen wird, sollten Sie der Sahne entweder etwas Sahnesteifmittel oder 3 Blätter aufgelöste weiße Gelatine zusetzen.
Das Rezept kann aber auch mit 3 EL dunklem Kakao abgewandelt werden. Zusätzlich dann 3 EL Wasser an den Teig geben.

Mohnkuchen

15 Stück von je 47 g

Pro Stück: 1049 Joule/265 Kalorien, 7 g E, 20 g F, 12 g KH, 1 BE

Nicht für Übergewichtige geeignet!

150 g Butter oder Diätmargarine, 125 g Fruchtzucker, 5 Eier (Gew.-Kl. 3), 1 Pr. Salz, 1 EL Fruchtzucker (15 g), 125 g geriebene Mandeln, 200 g Mohn

Zum Bestreuen: 1 EL Diabetikersüße

Das Fett mit dem Zucker und den Eigelb am besten mit Hilfe des Elektroquirls zu einer weißlich-schaumigen Masse verschlagen. Das Eiweiß mit Salz zu steifem Schnee schlagen, den Zucker kurz darunterschlagen, dann die Eischneemasse auf die Eigelbcreme geben. Die geriebenen Mandeln und den Mohn daraufgeben. Der Kuchen wird besser, wenn der Mohn kurz zuvor gemahlen wurde. Vorsichtig alle Zutaten miteinander vermengen, dabei aber nicht die Luft herausrühren.
Eine Kastenform von 30 cm Länge sorgfältig mit Backtrennpapier auskleiden. Den Teig einfüllen. Auf dem Rost auf der untersten Schiene im vorgeheizten Backofen (180°C) in 60 Minuten backen. Auf keinen Fall den Ofen während der Backzeit öffnen. Die Garprobe machen und den Kuchen am besten im Backofen erkalten lassen. Dann aus der Form nehmen, vom Papier lösen und mit Diabetikersüße bestreuen. In 15 Scheiben von je 47 g schneiden.

Tip: Lassen sie den Mohn am besten im Geschäft mit einer Spezialmühle mahlen. Ist das nicht möglich, sollten Sie den Mohn tags zuvor in das Gefriergerät geben. Dann rasch portionsweise im Mixer zerkleinern. Zerkleinert man den Mohn bei normaler Temperatur im Mixer, entsteht ein ölig-fettiger Brei.

Möhrenkuchen

15 Stück von je 50 g

Pro Stück: 708 Joule/167 Kalorien, 5 g E, 10 g F, 12 g KH, 1 BE

5 Eier (Gew.-Kl. 3), 50 g Fruchtzucker, 40 g Diabetikersüße, 200 g Haselnüsse oder Mandeln, 300 g Möhren, 80 g Weizenmehl Type 1050, 3 EL Zitronensaft

Die Eier trennen. Die Eigelb mit Zucker und Diabetikersüße am besten mit Hilfe des Elektroquirls zu einer schaumigen Masse verschlagen. Die Haselnüsse oder Mandeln nach Möglichkeit zuvor im Backofen hellgelb rösten, bis sich die Schalen zu lösen beginnen. Mit einem Tuch abreiben. Dann die Nüsse oder Mandeln fein reiben. Die Möhren putzen, ebenfalls fein raffeln. Nüsse oder Mandeln, geriebene Möhren und das Mehl zur Eigelbmasse geben, jedoch nicht vermengen. Die Eiweiß steif schlagen, auf die Mischung geben. Alle Zutaten kurz miteinander vermischen.
In eine mit Backtrennpapier gut ausgelegte Kastenform von 30 cm Länge geben.
Auf dem Rost auf der untersten Schiene bei nicht zu starker Hitze (170 °C) im vorgeheizten Backofen 50 bis 60 Minuten backen. Unbedingt die Garprobe machen. Den heißen Kuchen einige Male mit einer Gabel oder einem Hölzchen einstechen, dann den Zitronensaft daraufträufeln.
Erkaltet in 15 Stücke von je 50 g schneiden. Der Kuchen ist sehr angenehm feucht und hält sich darum etwa eine Woche frisch. Nach Möglichkeit in Alufolie verpacken und an kühler, nicht zu trockener Stelle aufheben.

Tip: Für festliche Gelegenheiten können Sie diesen Teig auch in einer gebutterten, kunststoffbeschichteten Springform abbacken. Die Backzeit ist dann aber etwa 10 Minuten kürzer. Den fertigen Kuchen mit Zitronensaft beträufeln und nach Erkalten mit einer gleichmäßig dicken Schicht leicht gesüßter und mit Zitronenschale abgeschmeckter Schlagsahne überziehen. Natürlich ist der Kuchen dann kalorienreicher.

Kartoffelkuchen

12 Stück von je 90 g

Pro Stück: 1095 Joule/268 Kalorien, 6 g E, 10 g F, 36 g KH, 3 BE

Mit Schokoladenüberzug nicht für Übergewichtige geeignet!

4 Eigelb (Gew.-Kl. 3), 100 g Fruchtzucker, 100 g Diabetikersüße, 1 TL flüssiger Süßstoff, 300 g tags zuvor gekochte Kartoffeln, 100 g geriebene ungeschälte Mandeln, 150 g Grieß, Mark von ¼ Vanilleschote, ½ TL Backpulver, 1 Pr. Salz, 4 Eiweiß (Gew.-Kl. 3)

Zum Überziehen: 100 g bittere Diabetikerschokolade

Dieser Kuchen sollte nach Möglichkeit zwei oder drei Tage vor dem Verzehr gebacken werden. Er ist angenehm feucht und kann ohne Bedenken 8 Tage in einer Plastikfolie verpackt aufgehoben werden.
Eigelb, Fruchtzucker, Diabetikersüße und Süßstoff am besten mit dem Elektroquirl gut schaumig rühren. Die Kartoffeln durch die Reibe dazugeben, weitere 5 Minuten rühren. Dann die Mischung aus Mandeln, Grieß, Vanillemark, Backpulver und Salz daraufgeben. Die Eiweiß zu steifem Schnee schlagen und auf den Schüsselinhalt geben. Erst jetzt die drei Zutatengruppen vorsichtig miteinander vermischen. Den Teig in eine kunststoffbeschichtete, mit Backtrennpapier ausgelegte Springform von 24 cm Ø geben, dabei am Rand etwas hochstreichen. Auf dem Rost auf der zweiten Schiene von unten bei 180 °C im vorgeheizten Backofen 50 Minuten backen. Auf einem Gitter auskühlen lassen. Die Schokolade in Stückchen brechen, mit 1 Eßlöffel Wasser bei schwacher Hitze im kleinen Topf auf Wasserbad schmelzen. Die Torte damit überziehen.
In 12 Stücke schneiden.

Tips: Statt Kartoffeln können Sie rohe Möhren, statt Mandeln Haselnüsse nehmen.

Schokoladencake

20 Scheiben von je 50 g

Pro Scheibe: 1036 Joule/245 Kalorien, 4 g E, 11 g F, 31 g KH, 2½ BE

Nicht für Übergewichtige geeignet!

200 g Butter oder Diätmargarine, 100 g Fruchtzucker, 100 g Diabetikersüße, 3 Eier (Gew.-Kl. 3), 3 EL Rum, 350 g Weizenmehl Type 1050, 150 g Speisestärke, 1 Päckchen Backpulver, 2 EL Kakao, 1 Msp. Zimt, 1 Pr. Salz, 100 g halbbittere Diabetikerschokolade, ⅛ l Milch (125 g)

Das zimmerwarme Fett mit Zucker, den Eiern und Rum am besten mit dem Elektroquirl zu einer gut schaumigen Masse verschlagen. Das Mehl mit Stärke, Backpulver, Kakao, Zimt und Salz gut vermischen. Abwechselnd mit der geriebenen Schokolade und der Milch an die Schaummasse geben. Der Teig soll schwerreißend vom Löffel fallen. In eine gebutterte, kunststoffbeschichtete Kastenform von 25 cm Länge füllen. Die Oberfläche glattstreichen. Auf dem Rost auf der untersten Schiene im vorgeheizten Backofen bei 180 °C in 80 Minuten backen. Unbedingt die Garprobe machen. Aus der Form lösen, auf einem Kuchengitter auskühlen lassen. Nach Erkalten in 20 Scheiben von je 50 g schneiden.

Schokoladenstern

6 Stück von je 50 g

Pro Stück: 606 Joule/143 Kalorien, 5 g E, 4 g F, 22 g KH, 2 BE

3 Eier (Gew.-Kl. 3), 70 g Fruchtzucker, Mark von ¼ Vanilleschote, 60 g Weizenmehl Type 405, 20 g dunkler Kakao, 1 Msp. Backpulver

Zum Füllen: 3 EL Diabetiker-Aprikosenkonfitüre

Zum Bestreuen: 1 EL Diabetikersüße (12 g)

Für den Biskuitteig die ganzen Eier mit dem Fruchtzucker am besten mit Hilfe des Elektroquirls sehr schaumig schlagen. Das Vanillemark zufügen. Das Mehl mit dem Kakao mischen, auf den Eischaum sieben. Vorsichtig unterheben, dabei aufpassen, daß die Luft nicht herausgerührt wird. Den Teig sogleich in eine sehr sorgfältig ausgebutterte, kunststoffbeschichtete Sternform füllen, die Oberfläche zu den Rändern hin glätten. Der Teig darf nicht stehen, sondern muß unmittelbar nach der Fertigstellung in den auf 180°C vorgeheizten Backofen (Rost, zweite Schiene von unten) geschoben werden. Nach 15 bis 20 Minuten löst sich der Teig von den Rändern der Form. Dann ist der Kuchen gar. Machen Sie trotzdem die Probe mit einem Hölzchen. Vorsichtig aus der Form nehmen und auf einem Rost erkalten lassen. Dann einmal horizontal aufschneiden. Mit durchgesiebter Konfitüre dünn bestreichen. Wieder zusammensetzen und mit Diabetikersüße bestreuen.
Auf eine Tortenplatte setzen und in 6 Stücke teilen. Natürlich können Sie diesen Schokoladenbiskuitteig auch in einer anderen Form, beispielsweise der sogenannten Herrentortenform, abbacken. Da Biskuitteig leicht an der Form kleben bleibt, ist hierbei die Kunststoffbeschichtung von besonderem Vorteil. Bei den gerippten Formen kann man nicht mit Backtrennpapier arbeiten.

Sandtorte

20 Stück von je 30 g

Pro Stück: 806 Joule/184 Kalorien, 3 g E, 11 g F, 18 g KH, 1½ BE

250 g Butter oder Diätmargarine, 100 g Fruchtzucker, 1 TL flüssiger Süßstoff, 4 Eier (Gew.-Kl. 3), feingeriebene Schale von 1 ungespritzten Zitrone, 1 Pr. Salz, 150 g Weizenmehl Type 405 oder je 75 g Weizenmehl von Type 405 und 1050, 100 g Speisestärke, 1½ TL Backpulver

Das zimmerwarme Fett mit Fruchtzucker, Süßstoff und den Eiern in eine Schüssel geben und mit dem Elektroquirl schaumig rühren. Salz und Zitronenschale unterrühren. Dann Mehl mit Stärke und Backpulver mischen und kurz unterrühren. Den Teig in eine leicht gebutterte, kunststoffbeschichtete Kastenform von 30 cm Länge geben, die Oberfläche glattstreichen. Auf dem Rost auf der untersten Schiene im vorgeheizten Backofen bei 175°C etwa 70 Minuten backen.
Auf einem Rost erkalten lassen. Dann in 20 Scheiben schneiden.

Mit Quark, Creme, Joghurt und Sahne

Wir alle lieben sie, die köstlich nach Vanille duftende, lockere Käsesahnetorte. Ein schmackhaftes, luftiges Gebilde aus Kuchenteig, Quark, Eiern, Zucker, Sahne und Steifungsmitteln. Vorausgesetzt, der Sahneanteil ist gering und der übliche Zucker wurde durch Süßstoff ausgetauscht, dürfen die Diabetiker und Dicken endlich einmal mithalten und schlemmen. In Maßen versteht sich. Aber der günstige Faktor, daß Quark vor allen Dingen aus Wasser und Eiweiß besteht, sollte so oft wie möglich genutzt werden. Wer die Augen beim Einkauf offenhält, bekommt für weniger als zwei Mark ein ganzes Kilo Quark. Die rund 800 Kalorien pro Kilo werden fast ausschließlich durch die 192 g Eiweiß erzeugt. Keine Kohlenhydrate, kein Fett und keine Sorge, durch Genuß von Magerquark dicker zu werden. 400 g Magerquark pro Tag, und der Eiweißbedarf eines Erwachsenen ist mehr als gedeckt. Wir können diese weiße, typisch deutsche Käsespezialität gar nicht genug loben und möchten unseren Lesern immer wieder raten, so oft wie möglich Quark in der Küche zu verarbeiten. Insbesondere in der Backstube gibt es unendliche Variationsmöglichkeiten. Darum haben wir immer wieder Rezepte mit Quark gebracht. Seltsamerweise rangieren die meisten Gebäckarten unter der Bezeichnung Käse- oder Käsesahnetorte. Genauer formuliert würden wir die Kuchen besser als Quark- oder Quarksahnetorte bezeichnen. Wir unterscheiden zwei Gruppen: bei der einen wird der Quark nach dem Vermischen mit anderen Zutaten wie Eiern, Süßstoff, Speisestärke oder Vanillepudding und geschmackgebenden Ingredienzen gebacken, bei der zweiten wird der rohe Quark auf den fertig gebackenen Kuchen gegeben. Bei diesen Rezepten erhält der Quark durch Zugabe von Gelatine die gewünschte Schnittfestigkeit. Für die ungeübte Hausfrau kann diese Gelatinezugabe allerdings etwas problematisch sein. Denken Sie darum daran, frühzeitig alle Zutaten dem Kühlschrank zu entnehmen, damit die Temperaturunterschiede nicht zu groß sind. Die Gelatine einweichen, bei milder Hitze unter gelegentlichem Rühren auflösen, jedoch keinesfalls kochen lassen. Dann durch ein Siebchen zur übrigen Masse fügen, dabei diese heftig schlagen. Die beiden Massen müssen sich gut

---

Linzer Gebäck (siehe Seite 115), daneben und im Hintergrund Mandelsterne und Schokoladenherzen (beides siehe Seite 118)

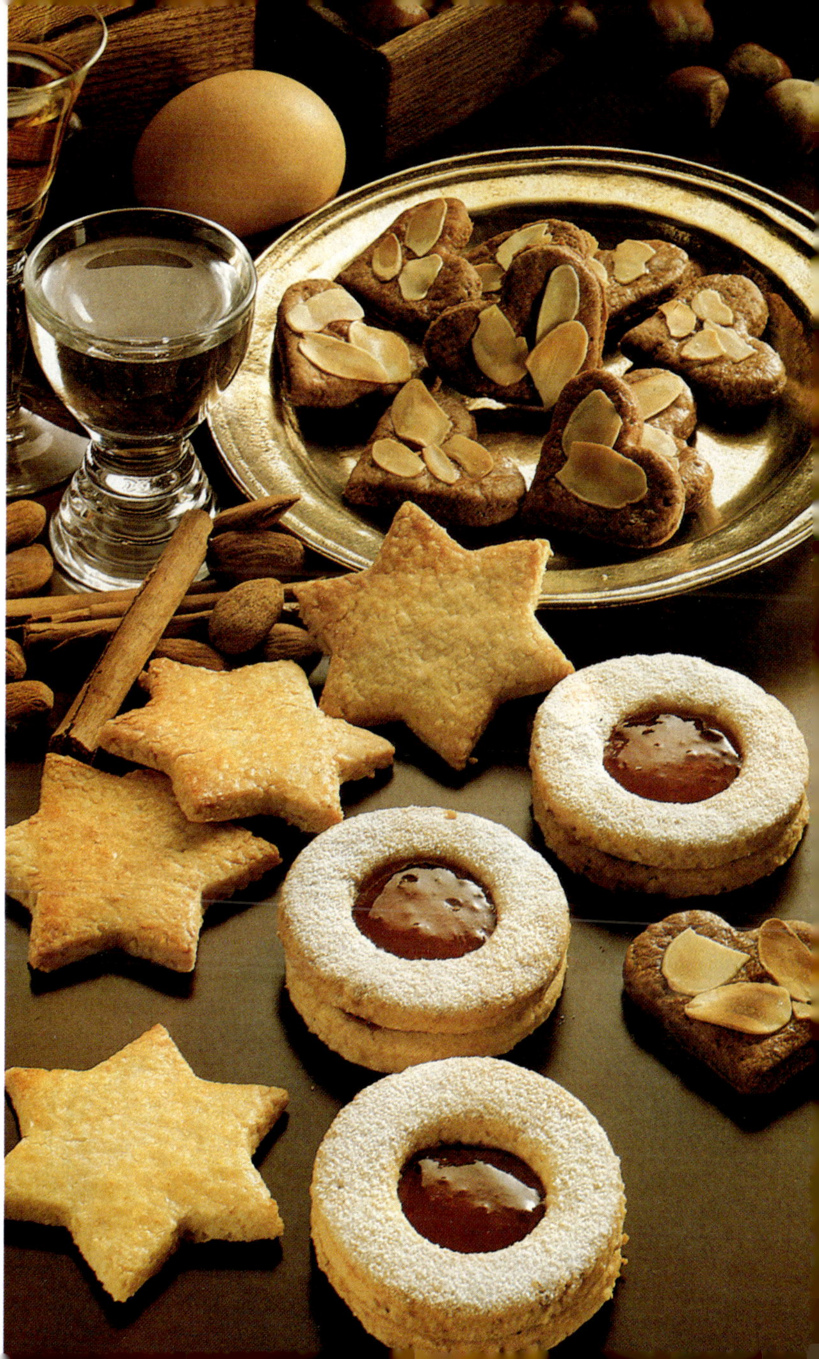

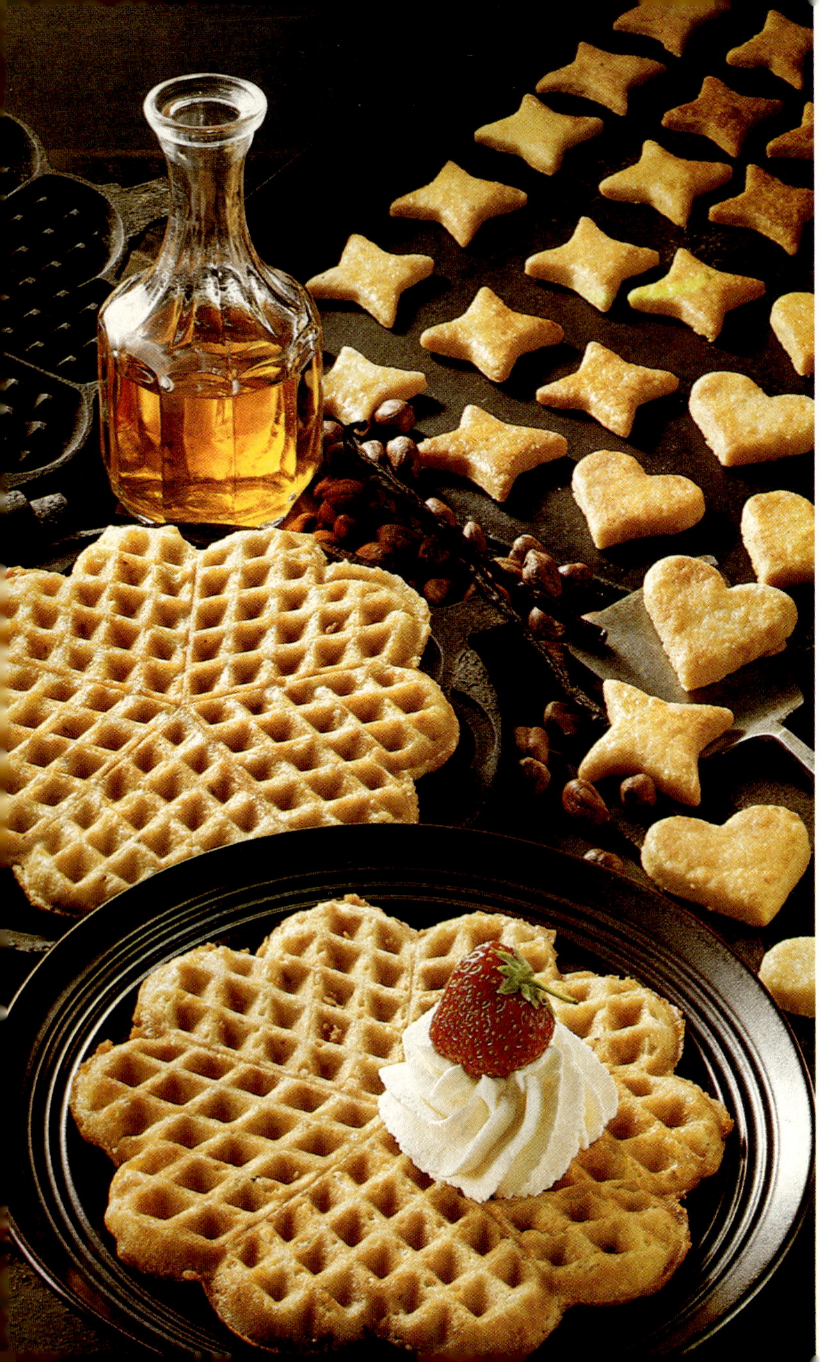

vermischen, sonst setzt sich die Gelatine fadenartig ab. Durch anschließendes Kühlen wird die Masse schnittfest.
Joghurt hat ähnliche Vorteile wie der Quark; der Wassergehalt ist höher, darum ist der Nährstoffgehalt geringer. Die Joghurtbakterien haben einen günstigen Einfluß auf die Darmflora. Bei Sahne sollten alle Übergewichtigen und auch starkgewichtige Diabetiker starke Zurückhaltung üben. Zwar enthält Sahne keine Kohlenhydrate, dafür aber Fett, fördert somit Schmackhaftigkeit gleichermaßen wie den dicken Bauch!
Creme entsteht in der Regel auf der Basis von schaumig gerührter Butter. Durch Zusatz von gekochtem Vanillepudding kann der Fettanteil der fertigen Creme reduziert werden. Wenn Cremes mit einem Spritzbeutel weiterverarbeitet werden sollen, müssen sie zuvor gut gekühlt werden.
Mit dem Spritzbeutel zu arbeiten ist weniger schwierig, als gemeinhin angenommen. Wir müssen nur einige Grundrezepte beherzigen. Die Spritztülle sollte einen sternförmigen, möglichst großen Austritt haben. Die besten Tüllen gibt es in Bäckerfachgeschäften. Für glatte Tüllen sind unsere Laienhände zu unruhig. Beim Einfüllen der Masse den oberen Rand des Spritzbeutels breit nach außen umschlagen. Während des Spritzens mit der rechten Hand den Beutel oben zuhalten, den Inhalt herauspressen, mit den linken Fingerspitzen die Tülle führen. Dann kann nichts mehr schiefgehen.

Gefüllter Bienenstich

20 Stück von je 70 g

Pro Stück: 1153 Joule/273 Kalorien, 6 g E, 17 g F, 25 g KH, 2 BE

Nicht für Übergewichtige geeignet!

300 g Weizenmehl Type 405, 20 g Hefe oder 1 Beutel Trockenhefe, 1 EL Fruchtzucker (15 g), ⅛ l Milch (125 g), 1 Ei (Gew.-Kl. 3), 50 g Butter oder Margarine oder 4 EL Öl (48 g), 1 Pr. Salz

Für die Mandelmasse: ⅛ l Sahne (125 g), 50 g Diabetikersirup, 50 g Diabetikersüße, 200 g Mandelstifte, 1 TL Weizenmehl Type 405 (10 g)

Für die Creme: ½ l Milch (500 g), 1⅓ Päckchen Vanillepuddingpulver (70 g), 2 Eigelb (Gew.-Kl. 3), 1 TL flüssiger Süßstoff, 1 Pr. Salz, 50 g Butter, ⅕ l Sahne (200 g)

Für den Hefeteig das Mehl in eine Schüssel geben, in die Mitte eine Mulde drücken. Die Hefe mit etwas angewärmter Milch und Zucker verrührt in die Mulde geben und gehen lassen. Dann die restliche Milch, das Ei, zerlassenes Fett und Salz dazugeben und alle Zutaten zu einem weichen geschmeidigen Hefeteig verkneten. An warmer Stelle zugedeckt gehen lassen. Dann auf einem leicht gebutterten Backblech ausrollen. Einige Male mit der Gabel einstechen. Abermals gehen lassen. Für den Belag die Sahne mit Sirup,

---

Vollkorn-Nußwaffeln (siehe Seite 122), Non-Plus-Ultra (siehe Seite 120)

Zucker, Mandelstiften und Mehl in einem kleinen Stieltopf 3 Minuten kochen. Diese Masse mit einem breiten Messer auf den Teig streichen.
Den Hefekuchen auf der zweiten Schiene von oben in 25 Minuten im vorgeheizten Backofen (200 °C) backen. Auskühlen lassen. Frühestens nach 2 Stunden horizontal teilen und mit Creme füllen.
Für die Creme einen Teil der Milch zum Kochen bringen. Die übrige Milch mit dem Puddingpulver verrühren und die heiße Milch damit binden. Mit Süßstoff abschmecken. Während des Abkühlens immer wieder umrühren, damit sich keine Haut bildet. Die Butter gut schaumig rühren, den Vanillepudding löffelweise unter Rühren zugeben. Die Sahne steif schlagen und vorsichtig zum Schluß unterheben.
Den fertigen Bienenstich in 20 Stücke teilen.

Quarkstrudel

10 Stück von je 85 g

Pro Stück: 1138 Joule/279 Kalorien, 14 g E, 8 g F, 30 g KH, 2½ BE

250 g Weizenmehl Type 405, 2 EL Diabetikersüße (30 g), 1 Ei (Gew.-Kl. 3), ⅛ l Wasser

Für die Füllung: 500 g Schichtkäse, 75 g Diabetikersüße, 1 TL flüssiger Süßstoff, 2 Eigelb (Gew.-Kl. 3), 3 EL Orangensaft (45 g), 2 EL saure Sahne (30 g), 50 g feinblättrige Mandeln, 2 Eiweiß (Gew.-Kl. 3), 50 g Butter

Für den Strudelteig das Mehl mit Diabetikersüße vermischen und mit Ei und Wasser zum weichen Teig verkneten. In einen kleinen Plastikbeutel stecken und an warmer Stelle 30 Minuten ruhen lassen.
Inzwischen für die Füllung den Schichtkäse durch ein Haarsieb streichen. Mit Zucker, Süßstoff, Eigelb, Orangensaft und saurer Sahne gut verschlagen. Die Mandelblättchen nach Möglichkeit kurz im Backofen goldbraun rösten. Die Eiweiß steif schlagen. Mandeln und Eischnee unter die Quarkmasse geben. Nun den Teig auf einem leicht mit Mehl bepuderten Geschirrtuch zu einem sehr großen Rechteck so dünn wie möglich ausrollen bzw. ausziehen. Dünn mit zerlassener Butter bepinseln. Die Quarkmasse daraufstreichen. Alles mit Hilfe eines Tuches aufrollen. In eine gebutterte Bratreine legen, die restliche Butter auf den Strudel streichen.
Auf der mittleren Schiene im vorgeheizten Backofen bei 220 °C in 45 bis 50 Minuten backen. In der Form abkühlen lassen. Dann in 10 Stücke schneiden.

Tip: Wenn Sie mehr Geschicklichkeit im Ausziehen des Strudelteigs erlangt haben, können Sie aus der gleichen Teigmenge zwei Strudel backen. Füllen Sie den zweiten Strudel mit 300 g abgetropften Diabetiker-Sauerkirschen aus dem Glas, die mit ½ TL flüssigem Süßstoff gesüßt wurden. Damit der Teig nicht aufweicht, zuvor 50 g geröstete feingeriebene Haselnüsse und 2 EL Semmelbrösel (30 g) aufstreuen. Die Backzeit dauert 45 Minuten. In 5 Stücke von je 1½ BE schneiden. Dieser *Sauerkirschstrudel* ist sehr saftig.

Blätterteigrolle mit Quarkfüllung

6 Stück von je 100 g

Pro Stück: 1139 Joule/280 Kalorien, 12 g E, 13 g F, 23 g KH, 2 BE

Nicht für Übergewichtige geeignet!

1 Paket Tiefkühl-Blätterteig (300 g)

Für die Füllung: 250 g Magerquark, 2 Eier (Gew.-Kl. 3), 2 EL Maisgrieß oder Vanillepuddingpulver (30 g), 1 TL flüssiger Süßstoff, Mark von ¼ Vanilleschote oder 1 Msp. feingeriebene ungespritzte Zitronenschale, 1 Pr. Salz, 1 EL Diabetikersüße

Den Blätterteig auftauen lassen. Die Stücke leicht dachschuppenartig aufeinanderlegen, dann zu einem Rechteck von 30 × 40 cm ausrollen.
Für die Füllung den Quark mit Eiern, Grieß oder Puddingpulver, Süßstoff, Vanille oder Zitronenschale und Salz in einer Schüssel verrühren. Diese Masse auf das mittlere Drittel des Blätterteigs geben. Die Ränder mit Wasser bepinseln. Die beiden Drittel auf die Quarkmasse schlagen, den Teig etwas andrücken. Einige Schlitze einschneiden, damit die Luft entweichen kann.
Die so vorbereitete Quarkrolle auf ein mit Backtrennpapier belegtes Backblech legen. Auf der zweiten Schiene von oben im stark vorgeheizten Backofen (220 °C) etwa 30 Minuten goldbraun backen. Abkühlen lassen. Mit Diabetikersüße bestäuben und in 6 Stücke teilen. Frisch schmeckt dieser Kuchen am allerbesten. Wenn Sie einen Rest am folgenden Tag aufessen wollen, sollten Sie ihn zuvor nochmals kurz im Ofen aufbacken. Da der Blätterteig der Tiefkühltruhe entnommen wurde, sollte der Kuchen nach Möglichkeit nicht noch einmal eingefroren werden.

Windbeutel mit Schokoquarkfüllung

(Farbabbildung gegenüber Seite 81)

12 Stück von je 60 g

Pro Stück: 594 Joule/149 Kalorien, 10 g E, 5 g F, 11 g KH, 1 BE

¼ l Wasser, 40 g Butter oder Diätmargarine, 3 Eier (Gew.-Kl. 3), 150 g Weizenmehl Type 405, 1 gestrichener TL Backpulver

Für die Füllung: 500 g Magerquark, 4 EL Milch, 2–3 EL dunkler Kakao (40 g), 2 EL weißer Rum, 1½ TL flüssiger Süßstoff, 1 EL Diabetikersüße

Für die Windbeutel das Wasser mit der Butter oder Margarine zum Kochen bringen. Das Mehl durchsieben. Wenn die Flüssigkeit kocht, den Topf von der Kochstelle nehmen, das Mehl auf einmal hineinschütten; dabei heftig rühren. Dann den Topf wieder auf die Kochstelle stellen und so lange rühren, bis sich ein Kloß bildet und ein weißlicher Film auf dem Topfboden zu sehen ist. Den Topf vom Herd nehmen. Ein Ei zum heißen Kloß geben, alles umrühren. Während des Erkaltens den Topfinhalt gelegentlich rühren. Dann die beiden restlichen Eier und das Backpulver dazugeben. Der Teig soll glänzen und

starke Spitzen aufweisen. Mit einem Teelöffel gut walnußgroße Häufchen auf ein mit Mehl überpudertes Backblech setzen. Das Blech auf der zweiten Schiene von oben in den rechtzeitig vorgeheizten Backofen (220°C) schieben. Die Windbeutel 20 bis 25 Minuten backen; während der ersten 18 Minuten auf keinen Fall den Backofen öffnen. Noch heiß in zwei Hälften schneiden, auf einem Rost abkühlen lassen.
Für die Füllung den Quark mit dem in heißer Milch aufgelösten Kakao, Rum und Diabetikersüße verrühren. Die Quarkmasse abschmecken und entweder mit dem Spritzbeutel oder einem Eßlöffel in die Windbeutel füllen. Dieses sollte aber erst unmittelbar vor dem Verzehr geschehen, weil das Gebäck sonst aufweicht. Etwas Diabetikersüße auf die fertigen Windbeutel streuen. Wenn Sie nicht alle Windbeutel zum gleichen Zeitpunkt verzehren möchten, stellen Sie entsprechend weniger Füllung her und frieren die restlichen Windbeutel gut verpackt ein.

Tip: Die Quarkfüllung kann durch Vanille, durchpassierte Johannisbeeren oder Himbeeren beliebig abgeändert werden.

Eclairs mit Kaffeecreme

28 Stück von je 13 g

Pro Stück: 328 Joule/78 Kalorien, 2 g E, 5 g F, 6 g KH, ½ BE

¼ l Wasser, 50 g Butter oder Diätmargarine, 1 Pr. Salz, 150 g Weizenmehl Type 405, 4 Eier (Gew.-Kl. 3), ½ gestrichener TL Backpulver

Für die Füllung: ½ l Milch, 1 Päckchen Mokkapuddingpulver (45 g), 1½ TL flüssiger Süßstoff, 3 TL Instantkaffee, 2 Blatt weiße Gelatine, ⅕ l Sahne (200 g)

Für den Brandteig das Wasser mit Fett und Salz in einem kleinen Topf zum Kochen bringen. Das Mehl sieben. Auf einmal in die kochende Flüssigkeit schütten, dabei den Topf kurz von der Kochstelle nehmen. Unter Rühren erhitzen, bis sich ein Kloß bildet und ein weißlicher Film auf dem Boden zu sehen ist. Zwei Eier unter den heißen Kloß rühren. Die Masse erkalten lassen. Dann die beiden restlichen Eier und das Backpulver unterrühren. Den Teig in einen Spritzbeutel mit der größten Sterntülle füllen. Auf ein mit Backtrennpapier belegtes Backblech fingerlange Eclairs spritzen. Dafür zwei Streifen nebeneinandersetzen, einen dritten in der Mitte obenauf.
Auf der zweiten Schiene von oben in den sorgfältig auf 225°C vorgeheizten Backofen schieben. Auf keinen Fall den Backofen während der ersten 18 Minuten öffnen, weil die Windbeutel dann zusammenfallen würden. Die Backzeit beträgt 25 bis 30 Minuten. Das Gebäck wird noch besser, wenn Sie zu Beginn eine halbe Tasse heißes Wasser auf den Boden des Backofens schütten. Innen dürfen die Eclairs auf keinen Fall mehr feucht sein. Möglichst bald mit einem blitzscharfen Messer horizontal aufschneiden. Auf einem Gitter auskühlen lassen. Für die Füllung einen Teil der Milch zum Kochen bringen. Das Puddingpulver mit der restlichen Milch verrühren, einen Pudding kochen.

Süßstoff und Instantkaffee dazufügen. Die Blattgelatine in reichlich kaltem Wasser quellen lassen, ausdrücken. Bei milder Hitze ohne zu kochen auflösen und unter Rühren in den heißen Pudding geben. Diesen abkühlen lassen und durch ein Sieb streichen. Die Sahne sehr steif schlagen, unter den ganz kalten Pudding mischen. Die Füllung nochmals abschmecken. Mit einem Spritzbeutel kurz vor dem Verzehr in die Eclairs spritzen.

Tip: Ein Teil der Eclairs kann für Normalköstler mit einem Mokkaguß überzogen werden.

Omeletts mit Zitronenquarkfüllung

12 Stück von je 45 g

Pro Stück: 773 Joule/191 Kalorien, 8 g E, 7 g F, 18 g KH, 1½ BE

3 Eigelb (Gew.-Kl. 3), 3 EL heißes Wasser, 100 g Diabetikersüße, 1 Msp. Zitronenaromat, 3 Eiweiß (Gew.-Kl. 3), 75 g Weizenmehl Type 405, 25 g Speisestärke, 1 gestrichener TL Backpulver

Für die Füllung: 500 g Magerquark, feingeriebene Schale von 1 ungespritzten Zitrone, Saft von 2 Zitronen, 2 TL flüssiger Süßstoff, 40 g Fruchtzucker, 4 Blatt weiße Gelatine, ²⁄₁₀ l Sahne (200 g)

Für den Biskuitteig die Eigelb mit dem Wasser und dem Zucker sowie dem Zitronenaromat mit Hilfe des Elektroquirls zu einer sehr schaumigen Masse verschlagen. Die Eiweiß steif schlagen, auf die Eigelbcreme geben. Das Mehl mit Stärke und Backpulver vermischen und über den Eischnee sieben. Nun alle Zutaten vermischen. Auf ein mit Backtrennpapier belegtes Backblech streichen. Die Oberfläche zu den Rändern hin mit einem Spachtel glätten. Auf der zweiten Schiene von oben im vorgeheizten Backofen bei 200 °C in 12 bis 15 Minuten nicht zu dunkel backen. Der Kuchen darf nicht trocken und spröde werden. Abkühlen lassen, dann mit Hilfe einer Kaffeedose kreisrunde Scheiben ausschneiden. Die Kuchenreste anderweitig für einen Auflauf verwenden.

Für die Füllung den Quark mit Zitronenschale und -saft, Süßstoff und Zucker verschlagen. Die Gelatine in reichlich kaltem Waser einweichen, ausdrücken. Im kleinen Topf bei milder Hitze auflösen, unter Schlagen an den Quark geben. Die Sahne steif schlagen und unterheben. Die Masse kurz kühlen. Wenn sie beginnt, fest zu werden, in einen Spritzbeutel mit großer Sterntülle geben. Die Masse jeweils auf die Hälfte jedes Omeletts spritzen. Die zweite Hälfte vorsichtig darauflegen, etwas andrücken. Auf eine Platte legen, mit einem Tuch abdecken, dann noch eine weitere Stunde in den Kühlschrank stellen.

Tip: Für Normalköstler können die fertigen Omeletts mit Puderzucker bestäubt werden. Für Diabetiker eventuell etwas Diabetikersüße daraufstäuben. Für festliche Gelegenheiten einige frische oder gefrorene Himbeeren auf die Quarkfüllung geben.

Mandarinenjoghurtschnitten

20 Stück von je 60 g

Pro Stück: 335 Joule/80 Kalorien, 2 g E, 2 g F, 12 g KH, 1 BE

3 Eigelb (Gew.-Kl. 3), 3 EL heißes Wasser, 100 g Diabetikersüße, feingeriebene Schale von ½ ungespritzten Zitrone, 3 Eiweiß (Gew.-Kl. 3), 100 g Weizenmehl Type 405, 25 g geschälte geriebene Mandeln, 1 gestrichener TL Backpulver

Für den Belag: 2 Dosen ungezuckerte Mandarinorangen (Fruchteinwaage je 200 g), 6 Blatt weiße Gelatine, ⅒ l Milch (100 g), 2 Becher Joghurt (je 200 g), feingeriebene Schale von ½ Orange, Saft von 1 Orange (50 g), 2 TL flüssiger Süßstoff, 1 EL Fruchtzucker (15 g)

Zunächst für den Biskuitboden die Eigelb mit Wasser und Diabetikersüße mit Hilfe des Elektroquirls gut schaumig schlagen. Die Zitronenschale zufügen. Die Eiweiß steif schlagen, auf die Eigelbcreme geben. Das Mehl mit Mandeln und Backpulver mischen, auf den Eischnee schütten. Nun alle Zutaten locker untereinanderheben.
Ein Backblech zu ¾ mit Backtrennpapier belegen, zum Abschluß eine Stufe hineinknicken, damit der Teig nicht zu breit auseinanderläuft. Den Teig daraufgeben, zu den Ecken hin verstreichen. Im vorgeheizten Backofen (200°C) auf der zweiten Schiene von oben circa 15 Minuten goldbraun backen. Auf einem Gitter erkalten lassen.
Für den Belag die Mandarinorangen abtropfen lassen. 20 schöne Schnitze zurückbehalten, die übrigen auf den Biskuitboden verteilen. Die Gelatine in reichlich kaltem Wasser quellen lassen. Ausdrücken und in der Milch bei milder Hitze auflösen ohne zu kochen. Joghurt mit Orangenschale und -saft sowie Süßstoff und der Gelatine gut verschlagen. Mit Fruchtzucker abschmecken. Die Masse über die Mandarinen geben. Die Stücke markieren und in die Mitte jeweils einen Mandarinenschnitz legen. Vor dem Aufschneiden den Kuchen mindestens 4 Stunden kühlen. Dann in 20 rechteckige Stücke teilen.

Tip: Wenn Sie nicht so sehr auf Kalorien achten müssen, können Sie unter die fertige Joghurtcreme zusätzlich ²⁄₁₀ l geschlagene Sahne und bzw. oder 2 geschlagene Eiweiß sowie einen weiteren Eßlöffel Fruchtzucker oder Diabetikersüße geben. Die Creme ist lockerer und voller im Geschmack.

Zitronenquarkschnitten

24 Stück von je 85 g

Pro Stück: 726 Joule/172 Kalorien, 11 g E, 7 g F, 24 g KH, 2 BE

300 g Weizenmehl Type 405, 1 Ei (Gew.-Kl. 3), 50 g Diabetikersüße, 150 g Butter oder Diätmargarine, 1 Pr. Salz

Für den Belag: 150 g Butter oder Diätmargarine, Saft von 3 Zitronen, Schale

von ½ feingeriebenen ungespritzten Zitrone, 50 g Fruchtzucker, 50 g Diabetikersüße, 3 Eier (Gew.-Kl. 3), 1 Päckchen Vanillepuddingpulver (45 g), 100 g Weizengrieß oder je 50 g Weizen- und Maisgrieß, 2 gestrichene TL Backpulver, 1 kg Magerquark, 4 EL Dosenmilch (60 g)

Für den Mürbteigboden das Mehl auf die Arbeitsplatte häufen. In die Mitte einer Mulde das Ei, die Diabetikersüße, die kalten Fettflöckchen und das Salz geben. Rasch alle Zutaten mit einem langen Messer verhacken und zum glatten Teig kneten.
Ein Backblech mit Backtrennpapier belegen, den Teig darauflegen, ein zweites Papier darüberlegen. Dann den Teig auf die Größe des Bleches ausrollen. Das obere Papier wieder abnehmen. Den Teig einige Male mit der Gabel einstechen. Auf der zweiten Schiene von oben im vorgeheizten Backofen bei 225 °C 10 Minuten vorbacken.
Beim Belag ist es sehr wichtig, daß der Quark sehr trocken ist. Darum gibt man ihn am besten tags zuvor auf einen mit einem Geschirrtuch ausgelegten Seiher, so daß die überschüssige Molke heraustropft.
Die weiche Butter oder Margarine mit Zitronensaft und -schale, Zucker, Süßstoff, den Eiern, dem Vanillepuddingpulver, Grieß und Backpulver in einer Schüssel mit dem Elektroquirl gut schaumig rühren, dann den Quark daruntermischen. Diese Masse auf den vorgebackenen Kuchen streichen. Die Oberfläche glätten und mit Dosenmilch bepinseln.
Noch einmal für weitere 25 Minuten auf die gleiche Schiene in den Ofen schieben. Erkalten lassen.
Mit einem scharfen Messer in 24 rechteckige Stücke teilen.

Tips: Dieser Kuchen ist vorzüglich für einen größeren Gästekreis geeignet. Mit Maisgrieß wird der Belag hübsch goldgelb. Ein Teil des Kuchens kann sehr gut ins Tiefkühlgerät gegeben werden.

Nußrolle mit Quarkfüllung

6 Stück von je 85 g

Pro Stück: 942 Joule/232 Kalorien, 15 g E, 15 g F, 6 g KH, ½ BE

Nicht für Übergewichtige geeignet!

4 Eigelb (Gew.-Kl. 3), 4 EL Wasser, 1 TL flüssiger Süßstoff, 4 Eiweiß (Gew.-Kl. 3), 1 Pr. Salz, 100 g geriebene Haselnüsse, 1 EL Kakao, 25 g Weizenmehl Type 405

Für die Füllung: 2 Blatt weiße Gelatine, 250 g Magerquark, 1 EL Rum, etwas feingeriebene ungespritzte Zitronenschale, Saft von 1 Zitrone, 1 TL flüssiger Süßstoff

Die Eigelb mit dem Wasser und Süßstoff verrühren. Die Eiweiß mit Salz steif schlagen, auf die Eigelbcreme geben. Die mit Kakao und Mehl vermischten Nüsse daraufhäufen. Dann erst alle Zutaten vorsichtig vermischen, ohne die Luft herauszurühren. Auf ein mit Backtrennpapier belegtes Blech streichen

und sofort auf der zweiten Schiene von oben in den vorgeheizten Backofen (200 °C) schieben und 12 bis 15 Minuten backen. Auf ein Tuch stürzen, das Papier abziehen.
Für die Füllung die Gelatine in reichlich kaltem Wasser einweichen, ausdrükken und bei milder Hitze auflösen. Den Quark mit Rum, Zitronenschale und -saft sowie dem Süßstoff verschlagen, die Gelatine unter stetigem Schlagen unterrühren. Diese Quarkmasse auf den Nußboden streichen. Mit Hilfe des Tuches vorsichtig aufrollen. Die Nußrolle mindestens 2 Stunden in den Kühlschrank stellen. Dann in 6 Stücke teilen.

Tips: Das Rezept läßt sich mit Mandeln abwandeln. Sollte der Nußteig zu stark gebacken sein, so daß er sich nicht problemlos rollen läßt, so bestreichen Sie nur die Hälfte des Bodens und legen die zweite Hälfte auf die Quarkmasse. Es entstehen so Nußquarkschnitten.

Bismarckeiche

(Farbabbildung gegenüber Seite 81)
16 Stück von je 100 g

Pro Stück: 1080 Joule/245 Kalorien, 4 g E, 17 g F, 18 g KH, 1½ BE

Nicht für Übergewichtige geeignet!

4 Eigelb (Gew.-Kl. 3), 3 EL warmes Wasser, 80 g Diabetikersüße, 40 g Fruchtzucker, 4 Eiweiß (Gew.-Kl. 3), 75 g Weizenmehl Type 405, 50 g Speisestärke, ½ gestrichener TL Backpulver

Für die Füllung: ½ l Milch, 1 Päckchen Schokoladenpuddingpulver (45 g), 1 EL Kakao, 1 TL flüssiger Süßstoff, 175 g Butter oder Diätmargarine, 1 EL Pistazien (15 g)

Für den Biskuitteig die Eigelb zuerst mit dem Wasser verschlagen, dann die Diabetikersüße und den Fruchtzucker dazugeben und alles gut verschlagen. In einer zweiten Schüssel die Eiweiß zu steifem Schnee schlagen und auf die Eigelbcreme geben. Mehl mit Stärke und Backpulver mischen und auf den Eischneeberg sieben. Erst jetzt alle Zutaten miteinander vorsichtig so vermengen, daß die Luft nicht herausgerührt wird. Den Teig auf ein mit Backtrennpapier belegtes Backblech streichen, dabei aus dem Papier einen Rand knicken, damit die Masse nicht zu breit auseinanderläuft. Wichtig ist, daß der Backofen frühzeitig auf 220 °C vorgeheizt wurde. Den Biskuitteig auf der zweiten Schiene von oben 12 bis 15 Minuten backen. Wenn auf Fingerdruck keine Delle zurückbleibt, ist der Kuchen gar. Schnell auf ein mit Diabetikersüße leicht bestäubtes Geschirrtuch stürzen und aufrollen, zuvor aber das Backtrennpapier rasch abziehen.
Für die Füllung mit Schokoladenbuttercreme einen Teil der Milch zum Kochen bringen, die übrige Milch mit Puddingpulver, Kakao und Süßstoff verrühren. Einen Pudding kochen, kalt werden lassen. Gelegentlich umrühren, damit sich keine Haut bildet. In einer Schüssel die Butter oder Diätmar-

garine mit dem Elektroquirl gut schaumig rühren. Teelöffelweise den erkalteten Pudding zugeben.
Die Biskuitrolle vorsichtig wieder aufrollen, mit der Hälfte der Creme bestreichen, wieder zusammenrollen und mit der übrigen Creme überziehen. Mit Hilfe einer Gabel durch wellenförmige Bewegungen eine borkenähnliche Struktur herstellen. Unmittelbar vor dem Servieren die geschälten kleingehackten Pistazien aufstreuen. Den Kuchen gut kühlen und in 16 Stücke schneiden.

Sandkuchenherz mit Erdbeersahne

8 Stück von je 110 g

Pro Stück: 1516 Joule/337 Kalorien, 5 g E, 22 g F, 30 g KH, 2½ BE

Nicht für Übergewichtige geeignet!

125 g Butter oder Margarine, 65 g Diabetikersüße, 1 TL flüssiger Süßstoff, 2 Eier (Gew.-Kl. 3), 1 Pr. Salz, 1 Msp. Zitronenaromat, 100 g Mehl Type 405, 50 g Speisestärke, ½ gestrichener TL Backpulver, 2 EL Semmelbrösel (30 g)

Für den Belag: 2/10 l Sahne (200 g), 1 EL Sahnesteif (15 g), 300 g Erdbeeren, einige Tropfen flüssiger Süßstoff

Die zimmerwarme Butter oder Margarine mit Diabetikersüße, Süßstoff, Eiern, Salz und Zitronenaromat am besten mit dem Elektroquirl schaumig schlagen. Dann das mit Stärke und Backpulver gemischte Mehl daruntergeben. Die Masse in eine sehr sorgfältig ausgebutterte und ausgebröselte Herzform geben. Die Oberfläche glätten. Auf dem Rost auf der zweiten Schiene von unten im vorgeheizten Backofen bei 175 °C 30 bis 35 Minuten backen. Den Kuchen aus der Form nehmen, auf einem Gitter auskühlen lassen.
Für die Erdbeercreme die Sahne steif schlagen und Sahnesteif dazugeben. Die Erdbeeren waschen, abtropfen lassen, putzen, im Mixer pürieren, mit Süßstoff abschmecken und unter die Sahne geben. Diese Masse gleichmäßig auf den Kuchen streichen. In möglichst gleich große Stücke schneiden.

Käsekuchen mit Öl

= 18 BE

12 Stück von je 60 g

Pro Stück: 937 Joule/223 Kalorien, 8 g E, 13 g F, 18 g KH, 1½ BE

150 g Weizenmehl Type 405, ½ gestrichener TL Backpulver, 1 Ei (Gew.-Kl 3), 75 g Butter oder Diätmargarine, 1 TL flüssiger Süßstoff, 40 g Diabetikersüße, 1 Msp. Zitronenaromat, 1 Pr. Salz

Für den Belag: 375 g Magerquark, 6 EL Öl (75 g), 2 Eigelb (Gew.-Kl. 3), 1 Päckchen Vanillepuddingpulver (45 g), Mark von ¼ Vanilleschote, 2 TL flüssiger Süßstoff, 2 Eiweiß (Gew.-Kl. 3)

Für den Mürbteigboden das Mehl mit dem Backpulver mischen. Ei, Süßstoff, Zucker, kalte Fettflöckchen, Zitronenaromat und Salz daraufgeben. Zunächst alle Zutaten mit einem langen Messer verhacken, dann rasch zum Teig verkneten. Den Boden und einen 3 cm hohen Rand einer leicht gebutterten Springform von 18 cm Ø damit auskleiden. Einige Male mit der Gabel einstechen.
Für den Belag den Quark mit Öl, Eigelb, Puddingpulver, Vanillemark und Süßstoff gut verschlagen. Das Eiweiß steif schlagen, unter die Quarkmasse heben. Diese auf den ungebackenen Boden streichen. Die Oberfläche mit einem Spachtel glätten.
Den Kuchen auf einem Gitter auf der untersten Schiene im vorgeheizten Backofen bei 200 °C 55 bis 60 Minuten backen. Dabei den Backofen keinesfalls während der ersten 40 Minuten öffnen. Im Ofen erkalten lassen. Dann in 12 Stücke teilen.

Tips: Die Zutaten für dieses Rezept können Sie verdoppeln, doch sollten Sie dann eine 28 cm Ø große Springform nehmen. Im Gegensatz zur Käsesahnetorte oder zur Quarktorte mit Gelatine ist dieser Kuchen vorzüglich zum Gefrieren geeignet. Sie können zusätzlich 2 Äpfel von je knapp 100 g in Schnitzen unter die Quarkmasse geben, doch erhöht diese Apfelzugabe den BE-Wert um zwei Einheiten.

Quarksahnetorte

16 Stück von je 70 g

Pro Stück: 702 Joule/173 Kalorien, 8 g E, 10 g F, 11 g KH, 1 BE

150 g Weizenmehl Type 1050, 75 g Butter oder Diätmargarine, 50 g Fruchtzucker, 1 Ei (Gew.-Kl. 3), 1 Pr. Salz

Für den Belag: 1 Beutel gemahlene Gelatine oder 6 Blatt Gelatine, 6 EL Orangensaft oder 2 EL Kirschwasser und 4 EL Wasser, 500 g Magerquark, 3 Eigelb (Gew.-Kl. 3), 2 TL flüssiger Süßstoff, Mark von ¼ Vanillestange, 2/10 l Sahne (200 g), 3 Eiweiß (Gew.-Kl. 3)

Für den Boden das Mehl rasch mit Fett, Zucker, Ei und Salz verkneten. Auf einem kunststoffbeschichteten Springformboden (Ø 24 cm) ausrollen, mehrere Male mit der Gabel einstechen. Auf dem Rost auf der mittleren Schiene im vorgeheizten Backofen bei 200 °C in 15 bis 20 Minuten goldgelb backen. Auf einer Tortenplatte auskühlen lassen. Den Rand der Springform mit Alufolie umkleiden und um den Boden klemmen.
Für die Füllung die Pulvergelatine in der Flüssigkeit quellen lassen. Blattgelatine erst in reichlich kaltem Wasser quellen lassen, dann ausdrücken und zur Flüssigkeit geben. Im kleinen Topf bei milder Hitze schmelzen lassen. Nebenbei den Quark mit Eigelb, Süßstoff und Vanille verrühren. Die Gelatine unter heftigem Schlagen daruntergeben.

Bald die steif geschlagene Sahne und das in einem zweiten Gefäß geschlagene Eiweiß unterheben. Die Masse auf den Tortenboden geben, mit einem Spachtel glätten. Vor dem Aufschneiden mindestens 6 Stunden im Kühlschrank fest werden lassen. In 16 Stücke teilen. Diese Torte ist nicht gefrierfähig.

Quarksahnetorte mit Pfirsichen

12 Stück von je 130 g

Pro Stück: 1422 Joule/366 Kalorien, 18 g E, 20 g F, 19 g KH, 1½ BE

Nicht für Übergewichtige geeignet!

120 g Weizenmehl Type 405 oder halb Type 405 und halb Type 1050, ½ TL flüssiger Süßstoff, 40 g Diabetikerzucker, 50 g Butter oder Diätmargarine, 1 Ei (Gew.-Kl. 3), 1 Msp. Zitronenaromat, 1 Pr. Salz

Für den Belag: 1 Glas Diabetiker-Pfirsiche (Fruchteinwaage 330 g), 8 Blatt weiße Gelatine, 1 kg Magerquark, 5 Eigelb (Gew.-Kl. 3), 50 g Diabetikerzucker, 1 TL flüssiger Süßstoff, ½ TL Zitronenaromat, ½ l Sahne (500 g)

Für den Mürbteigboden das Mehl auf die Arbeitsplatte häufen. Süßstoff, Zucker, Fettflöckchen, Ei, Zitronenaromat und Salz daraufgeben. Alle Zutaten mit einem langen Messer verhacken, dann mit kühlen Händen rasch zum glatten Teig verkneten. Auf dem leicht gebutterten Boden einer kunststoffbeschichteten Springform von 26 cm Ø ausrollen. Den Teig einige Male mit der Gabel einstechen. Auf einem Rost auf der zweiten Schiene von oben im vorgeheizten Backofen bei 225 °C in 15 Minuten hellgelb backen. Auskühlen lassen. Den Rand um die Form geben und von innen mit einem Streifen Pergamentpapier oder Alufolie auskleiden. Die Pfirsiche gut abtropfen lassen, nach Belieben in schmale Schnitze schneiden. Die Gelatine in reichlich kaltem Wasser einweichen. Den Quark mit Eigelb, Zucker, Süßstoff und Zitronenaromat gut verschlagen, dann die Gelatine bei schwacher Hitze auflösen und unter stetigem Schlagen zufügen. Die Masse kalt stellen. Sowie sie fest zu werden beginnt, die sehr gut steifgeschlagene Sahne unterheben. Die Masse nochmals abschmecken.

Auf den Boden zunächst die Pfirsiche, dann die lockere Quarkmasse geben. Mit einem langen Messer mit glatter Klinge, das gelegentlich in heißes Wasser getaucht wird, die Oberfläche gut glätten. Die Torte für mindestens 3 Stunden in den Kühlschrank stellen, dabei mit einem großen Teller oder Plastikfolie die Oberfläche vor dem Austrocknen schützen. Mit einem Messer vom Rand lösen, dann in 12 Stücke teilen. Auch hierbei zeigt es sich, daß die Schnittkanten schöner werden, wenn das Messer immer wieder in heißes Wasser getaucht wird.

Himbeerquarktorte

12 Stück von je 80 g

Pro Stück: 466 Joule/151 Kalorien, 10 g E, 6 g F, 11 g KH, 1 BE

150 g Weizenmehl Type 405, ½ gestrichener TL Backpulver, 2 TL flüssiger Süßstoff, 1 EL Fruchtzucker (12 g), 1 Eigelb (Gew.-Kl. 3), 75 g Butter oder Diätmargarine

Für den Belag: 150 g ungezuckerte oder tiefgekühlte Himbeeren, 500 g Magerquark, feingeriebene Schale von ½ ungespritzten Zitrone, 2 TL flüssiger Süßstoff, 4 Blatt weiße Gelatine, 2 Eiweiß (Gew.-Kl. 3)

Für den Mürbeteigboden das Mehl mit Backpulver gemischt auf die Arbeitsplatte geben, Zucker und Süßstoff, Eigelb und kalte Fettflöckchen daraufgeben. Alle Zutaten mit kühlen Händen rasch zum glatten Mürbteig verkneten. Auf dem Boden einer leicht gebutterten, kunststoffbeschichteten Springform von 24 cm ∅ ausrollen. Einige Male mit der Gabel einstechen. Auf einem Rost auf der zweiten Schiene von unten im vorgeheizten Backofen bei 200 °C in 20 Minuten goldbraun backen. Abkühlen lassen. Den Ring um die Bodenplatte legen und von innen mit einem langen Streifen doppelt gefaltetem Pergamentpapier auskleiden. Die Himbeeren auf dem Teig verteilen, Tiefkühlware kann gefroren verarbeitet werden. Den Quark mit Zitronenschale und Süßstoff verschlagen. Die Gelatine in reichlich kaltem Wasser einweichen, ausdrücken, im kleinen Topf bei milder Hitze auflösen, aber auf keinen Fall kochen. An die Quarkmasse geben, diese dabei kräftig schlagen. Die Eiweiß zu steifem Schnee schlagen und unter den Quark heben. Die Masse möglichst gleich über die Himbeeren geben, die Oberfläche mit einem Spachtel glattstreichen. Für etwa 3 Stunden in den Kühlschrank stellen. Um ein Austrocknen der Oberfläche zu verhindern, zuvor einen Deckel auflegen oder die Form mit Klarsichtfolie abdecken. Zum Aufschneiden in 12 Stücke das Messer immer wieder in ein Gefäß mit kochendem Wasser tauchen. Der Kuchen ist leider wegen der Gelatinebeigabe nicht gefriergeeignet, wird aber auch von Normalköstlern gerne gegessen.

Festliche Joghurt-Orangentorte

12 Stück von je 150 g

Pro Stück: 1433 Joule/340 Kalorien, 10 g E, 20 g F, 30 g KH, 2½ BE

Nicht für Übergewichtige geeignet!

5 Eigelb (Gew.-Kl. 3), 100 g Fruchtzucker, 100 g Diabetikersüße, 250 g geriebene geschälte Mandeln, 250 g geriebene Möhren, 80 g Weizenmehl Type 405, 2 TL Backpulver, 5 Eiweiß (Gew.-Kl. 3), 1 Pr. Salz

Für den Belag: 3 Becher Joghurt (je 200 g), 3 TL flüssiger Süßstoff, 1 EL Fruchtzucker (15 g), feingeriebene Schale von 1 ungespritzten Orange, Saft

von 3 Orangen, 8 Blatt weiße Gelatine, $\frac{2}{10}$ l Sahne (200 g), ½ Dose ungezuckerte Mandarin-Orangenschnitze

Der Boden für diesen feinen Kuchen sollte nach Möglichkeit 3 Tage vor dem Verzehr gebacken werden, damit das Aroma gut durchzieht.

Die Eigelb mit Zucker sehr gut schaumig schlagen, dann die Mandeln, geriebene Möhren und das mit Backpulver gesiebte Mehl daruntergeben. Die Eiweiß mit Salz zu steifem Schnee schlagen und vorsichtig unter die Masse heben. Den Teig in eine mit Backtrennpapier ausgekleidete Springform von 28 cm Ø geben. Die Oberfläche mit einem Spachtel glätten und dabei etwas zum Rand hin hochziehen, so daß die Torte nicht einen so hohen Buckel bekommt.

Auf dem Rost auf der zweiten Schiene von unten im vorgeheizten Backofen bei 200°C in 45 Minuten backen. Unbedingt die Garprobe machen. In der Form auskühlen lassen. Mit Folie bedeckt an kühler Stelle 3 Tage ruhen lassen.

Für den Belag Joghurt mit Süßstoff, Zucker, Orangenschale und -saft gut verschlagen. Die Gelatine in reichlich kaltem Wasser quellen lassen, gut ausdrücken, im kleinen Topf bei milder Hitze auflösen, aber nicht kochen lassen. Durch ein Sieb zum Joghurt geben und diesen dabei gut schlagen. Die Masse kalt stellen. Inzwischen die Sahne schlagen. Wenn die Masse beginnt, fest zu werden, die Sahne schnell untermischen.

Den inneren Rand der Springform mit einem Pergamentstreifen auskleiden, die Masse auf den Boden geben. 12 Stücke markieren, jeweils einen Mandarinenschnitz auf das untere Ende des Tortenstücks legen. Die Torte mindestens 3 Stunden bis zum Verzehr im Kühlschrank fest werden lassen. Mit einem in heißes Wasser getauchten Messer mit glatter Klinge in 12 Stücke teilen.

Süßes Kleingebäck fürs ganze Jahr

Während der Vorweihnachtswochen schnellen die Verkaufszahlen für Mandeln, Nüsse, Kokosflocken, für Sultaninen, Korinthen, Schokolade und bunte Streusel in die Höhe. Würzig duftet es nach Zimt, Anis und Vanille. Die Ärzte in Krankenhäusern und ambulanten Praxen wissen aus Erfahrung, daß diese Zeit durchaus nicht nur eine Epoche des liebevollen Füreinanders ist, sondern daß es viele Menschen gibt, die ihre Einsamkeit mehr denn sonst empfinden. Für Dicke eine fatale Situation: mangelnde Hinwendung der Umwelt wird durch den Griff in die Plätzchendose ausgeglichen. Und auch der sonst so kontrolliert lebende Diabetiker ist im Kreise der Familie schneller bereit, seine gewohnten Nahrungsmittelmengen zu überschreiten. Auf dem bunten Teller mit Marzipan, Fondant, Schokoladenkringeln, Makronen, Monden und Terrassen locken die teuflischen kleinen Verführer – griffbereit den ganzen Tag. Und auch die übrigen Mahlzeiten lassen nichts an Nährstoffreichtum zu wünschen übrig.

Den Diabetiker, der immer wieder aus seiner Norm ausbricht, erwartet später ein bitteres Leben, bei dem durch Netzhautschädigungen die Sehkraft erlischt, durch Schädigungen der Nervenzellen und mangelhafte Durchblutung die Füße nicht mehr mitmachen. Der Übergewichtige wird durch den plötzlichen Herzinfarkt gerade dann aus dem Leben gerissen, wenn er das geruhsame Rentenalter erreicht hat.

Die kleinen Sünden des Naschens müssen viel zu teuer bezahlt werden.

Auf alle weihnachtlichen Genüsse zu verzichten, möchten auch wir nicht von Ihnen fordern. Gebäck mit Honig, Zuckerrübensirup, Orangeat und Zitronat bleibt ein für allemal für den Diabetiker verboten, daran können auch wir nichts ändern. Der darin enthaltene Zucker wird zu schnell abgebaut und tut darum Diabetikern nicht gut. Auch bei Gebäck mit Nüssen, Mandeln und Kokosflocken müssen Sie aufgrund des hohen Fettanteils Zurückhaltung üben. Das gilt natürlich auch für den Übergewichtigen. Wir fanden trotzdem eine Menge brauchbarer Rezepte.

Ungespritzte Orangen- oder Zitronenschale, das praktische, naturbelassene Zitronenaromat aus ungespritzten Früchten, Zimt, Anis und Lebkuchengewürze geben unseren Plätzchen aparte geschmackliche Noten. Den bei normalen Plätzchenrezepten verwendeten Zucker tauschen wir durch den langsam abzubauenden Fruchtzucker und Diabetikersüße aus, natürlich auch zum Teil durch flüssigen Süßstoff. Sie können weiter experimentieren: Ein Teelöffel flüssiger Süßstoff vermag etwa 50 g Zucker zu ersetzen und reduziert somit das gesamte Endergebnis um vier Broteinheiten. Ebenso können Sie durch Austausch der Mehlsorten variieren: Gebäck mit Type 1050 oder gar 1700 schmeckt kerniger und hält länger vor.

Beim Ausrollen von Kleingebäckteigen ist es besonders wichtig, daß der Mehlanteil minimal ist. Sonst stimmen die errechneten Werte nicht, außerdem wird das Gebäck zu trocken. Unsere Tips: Stets nur kleine Teigmengen ausrollen! Wer ungeschickt ist, legt sie zwischen zwei Stück Pergamentpapier, Backtrennpapier oder etwas dickere Plastikfolie. Die Erfolge sind erstaunlich – nichts klebt mehr. Teige, die aufgrund eines höheren Fettgehalts zu weich sind, stets einige Stunden zugedeckt in den Kühlschrank legen.

Wir legen unsere Plätzchen auch nicht mehr unmittelbar auf gefettete Backbleche. Backtrennpapier auf das Blech legen, das Einfetten entfällt. Kein Plätzchen klebt, die Bleche brauchen kaum mehr gereinigt zu werden. Das Papier kann 3- bis 4mal verwendet werden.

Lassen Sie das Gebäck gut auskühlen, ehe Sie es in gut verschließbare Dosen passender Größe verpacken. Möglichst sortenweise in einzelne Dosen geben, diese von außen beschriften – dabei auch die Mengen aufnotieren, die einer Broteinheit entsprechen. Damit größere Vorräte nicht altbacken werden, eventuell einen Teil in Dosen verpackt gefrieren!

Kokosmakronen

30 Stück oder 250 g

Pro 2 Stück oder 16 g: 332 Joule/80 Kalorien, 1 g E, 7 g F, 12 g KH, 1 BE

3 Eiweiß (Gew.-Kl. 3), 40 g Diabetikersüße, 40 g Fruchtzucker, 1½ EL Zitronensaft, 150–180 g Kokosflocken

Die Eiweiß zu steifem Schnee schlagen. Diabetikersüße und Fruchtzucker sowie Zitronensaft zufügen und die Masse noch 1 Minute schlagen. Dann die Schneebesen aus der Masse nehmen und die Kokosflocken mit einem Eßlöffel vorsichtig unterheben.
Mit Hilfe von zwei Teelöffeln 30 kleine Häufchen auf ein mit Backtrennpapier belegtes Backblech geben. Den Backofen auf 150 °C vorheizen. Die Makronen auf der obersten Schiene in 20 bis 25 Minuten antrocknen lassen. Sie sollten innen etwas feucht bleiben. Auf einem Gitter auskühlen lassen, dann in eine fest verschließbare Dose verpacken.

Totenbeinchen

100 Stück oder 800 g

Pro 4 Stück oder 32 g: 614 Joule/145 Kalorien, 3 g E, 9 g F, 12 g KH, 1 BE

250 g Haselnüsse, 75 g Butter oder Diätmargarine, 100 g Fruchtzucker, 1 TL flüssiger Süßstoff, 2 Eier (Gew.-Kl. 3), 1 gestrichener TL Zimt, 1 Msp. Nelkenpulver, 1 Pr. Salz, etwas feingeriebene ungespritzte Zitronenschale, 250 g Weizenmehl Type 1050

Zunächst die Haselnüsse auf einem Backblech im Backofen rösten, bis sich die Häutchen lösen. 50 g der Nüsse fein reiben. Das Fett mit Zucker, Süßstoff, Eiern und Gewürzen schaumig rühren, die geriebenen und die ganzen Nüsse sowie das Mehl langsam unterrühren.
Auf leicht bemehlter Unterlage ziemlich dick, nämlich etwa 1 cm, ausrollen. Rechtecke in Größe des kleinen Fingers ausschneiden. Auf mit Backtrennpapier belegte Kuchenbleche legen. Sorgfältig mit Eiweiß bepinseln.
Auf der obersten Schiene im vorgeheizten Backofen bei 220°C in 15 bis 20 Minuten goldgelb backen. Vor dem Einpacken in gut verschließbare Blechdosen auf einem Gitter gut auskühlen lassen.
Dies ist ein typisch Schweizer Weihnachtsgebäck, es fehlt dort auf keinem Teller.
Übergewichtige sollten Zurückhaltung üben, denn durch den hohen Nußanteil ist das Kleingebäck ziemlich kalorienreich. Auch die Diabetiker sollten nicht zu oft in die Plätzchendose greifen.
Das Gebäck kann sehr gut eingefroren werden.

Husarenhütchen

44 Stück oder 500 g

Pro 2½ Stück oder 28 g: 585 Joule/138 Kalorien, 3 g E, 8 g F, 12 g KH, 1 BE

240 g Weizenmehl Type 405, 1 Pr. Salz, ½ gestrichener TL Backpulver, 100 g Butter oder Diätmargarine, 1 EL Fruchtzucker (15 g), 3 TL flüssiger Süßstoff, 3 EL saure Sahne (45 g)

Für die Füllung: 100 g geriebene Haselnüsse, 1 Ei (Gew.-Kl. 3), 2 TL flüssiger Süßstoff, 1 Msp. Zitronenaromat, 1 TL Zitronensaft, 2 EL Milch (30 g)

Das mit Salz und Backpulver gemischte Mehl auf die Arbeitsplatte geben. Kalte Fettflöckchen, Zucker, Süßstoff und saure Sahne daraufgeben, alle Zutaten rasch zum glatten Teig verkneten. Diesen mindestens 30 Minuten kühlen.
Inzwischen für die Füllung die Nüsse mit Ei, Süßstoff und Zitrone verrühren. Den Teig 3 mm dick ausrollen. Plätzchen von 5 cm Ø ausstechen. In die Mitte jeweils etwas von der Nußmasse geben. Den Teig an drei Stellen anfassen und oben zum Hütchen zusammendrücken. Mit Milch bepinseln. Das Gebäck auf

ein mit Backtrennpapier belegtes Backblech legen und auf der obersten Schiene im vorgeheizten Backofen bei 200°C in 15 Minuten goldbraun backen. Auf einem Gitter abkühlen lassen, dann in gut verschließbare Dosen packen.

Mailänder Teegebäck

30 Stück oder 380 g

Pro 2 Stück oder 25 g: 503 Joule/119 Kalorien, 2 g E, 7 g F, 12 g KH, 1 BE

200 g Weizenmehl Type 405, 40 g Speisestärke, ½ TL Backpulver, 1 Ei (Gew.-Kl. 3), 90 g Butter oder Diätmargarine, 1 TL flüssiger Süßstoff, 1 EL Fruchtzucker (15 g), ½ TL Zitronenaromat oder Mark von ¼ Vanilleschote, 30 g geschälte gehackte Mandeln, Milch

Das mit Stärke und Backpulver gemischte Mehl auf die Arbeitsplatte häufen. In eine Mulde in die Mitte das Ei, Fettflöckchen, Süßstoff, Zucker und Zitronenaromat oder Vanillemark geben. Alle Zutaten mit einem langen Messer klein hacken. Dann mit kühlen Händen rasch zum glatten Teig verkneten.
Auf leicht bemehlter Unterlage etwa 3 mm dick ausrollen. Runde oder sechseckige Plätzchen ausstechen. Diese auf ein mit Backtrennpapier belegtes Backblech legen. Gleichmäßig mit Milch bepinseln und mit Mandeln bestreuen. Auf der obersten Schiene im vorgeheizten Backofen bei 200°C in 12 Minuten goldgelb backen.
Auf einem Gitter auskühlen lassen, dann in gut verschließbare Dosen verpacken.

Pfauenaugen

38 Stück oder 500 g

Pro 2 Stück oder 30 g: 480 Joule/113 Kalorien, 1 g E, 11 g F, 12 g KH, 1 BE

100 g Weizenmehl Type 405, 70 g feine Haferflocken, 1 gestrichener TL Backpulver, 1 Pr. Salz, 70 g Diabetikersüße, 140 g Butter oder Diätmargarine, 1 Eigelb (Gew.-Kl. 3), 75 g Diabetiker-Johannisbeergelee

Das Mehl mit Haferflocken, Backpulver und Salz gemischt auf die Arbeitsplatte geben. Die Diabetikersüße und die kalten Fettflöckchen sowie das Eigelb daraufgeben. Alle Zutaten kurz mit einem langen Messer verhacken, dann zum glatten Teig verkneten. Den Teig für 30 Minuten in den Kühlschrank legen. Eine lange Rolle formen. Gleichmäßige Stücke abschneiden und zu Kugeln formen. Mit der Fingerspitze in die Mitte eine Mulde drücken. Sie sollte recht tief sein. Vorsichtig mit rotem Gelee füllen. Auf ein mit Backtrennpapier belegtes Backblech legen und in 20 Minuten auf der obersten Schiene bei 200°C goldbraun backen.

Schwarz-Weiß-Spritzgebäck

54 Stück oder 400 g

Pro 2 Stück oder 15 g: 423 Joule/93 Kalorien, 2 g E, 4 g F, 12 g KH, 1 BE

120 g Butter oder Diätmargarine, 140 g Diabetikersüße, 2 Eier (Gew.-Kl. 3), 250 g Weizenmehl Type 405, ½ gestrichener TL Backpulver, Mark von ½ Vanilleschote, 1 EL dunkler Kakao (15 g), einige Tropfen flüssiger Süßstoff

In einer Schüssel das zimmerwarme Fett mit Zucker und den Eiern zu einer schaumigen Masse verrühren. Das mit Backpulver gemischte Mehl dazugeben. Dann einen Teil des Teiges mit Kakao dunkel färben und mit einigen Tropfen flüssigem Süßstoff nachsüßen. Beide Teige durcheinander, also jeweils einige Eßlöffel hellen und dunklen Teig, in einen Spritzbeutel mit sehr großer Sterntülle geben.
Auf ein mit Backtrennpapier belegtes Backblech Kringel von 7 cm Durchmesser spritzen. Sie können dafür zuerst das Papier leicht mit Mehl bepudern und die Kringel dann mit einem Glas markieren oder Sie malen die Kringel mit Bleistift auf das Papier.
Im vorgeheizten Backofen auf der obersten Schiene bei 200 °C 15 Minuten nicht zu dunkel backen. Auf einem Gitter abkühlen lassen, dann in Blechdosen verpacken.

Tip: Für Normalköstler können Sie einen Teil der Kringel zur Hälfte in flüssige Schokoladenkuvertüre tunken.

Terrassenkekse

10 Stück oder 300 g

Pro 1 Stück oder 30 g: 468 Joule/110 Kalorien, 2 g E, 4 g F, 12 g KH, 1 BE

200 g Weizenmehl Type 405, ½ TL Backpulver, 1 Ei (Gew.-Kl. 3), 1½ TL flüssiger Süßstoff, 2 EL Fruchtzucker (30 g), 60 g Butter oder Diätmargarine, 50 g Diabetiker-Johannisbeergelee

Das Mehl mit dem Backpulver gemischt auf die Arbeitsplatte geben. Ei, Süßstoff, Zucker und kalte Fettflöckchen daraufgeben. Alle Zutaten zunächst mit einem langen Messer verhacken, dann mit kühlen Händen rasch zum glatten Teig verkneten. 30 Minuten kühlen. Auf leicht bemehlter Unterlage oder zwischen zwei Stück Backtrennpapier 3 mm dick ausrollen. Für jedes Plätzchen 3 runde Kekse unterschiedlicher Größe ausstechen.
Auf ein mit Backtrennpapier belegtes Blech legen und bei 200 °C im vorgeheizten Backofen auf der obersten Schiene hellgelb backen. Auf einem Gitter auskühlen lassen. Die Unterseite der beiden kleineren Kekse dünn mit Gelee bestreichen, dann je drei Stück aufeinandersetzen. In gut verschließbare Dosen verpacken.

Linzer Gebäck

(Farbabbildung gegenüber Seite 96)
20 Stück oder 400 g

Pro 1 Stück oder 20 g: 442 Joule/105 Kalorien, 2 g E, 6 g F, 12 g KH, 1 BE

100 g Butter oder Diätmargarine, 1 Ei (Gew.-Kl. 3), 1 TL flüssiger Süßstoff, 1 EL Fruchtzucker (15 g), 30 g geriebene Haselnüsse, 200 g Weizenmehl Type 405, 50 g Speisestärke, ½ gestrichener TL Backpulver, ½ gestrichener TL Zimt, Mark von ¼ Vanilleschote, 50 g Diabetiker-Johannisbeergelee, 1 EL Diabetikersüße (15 g)

Das zimmerwarme Fett mit Ei, Süßstoff, Zucker und den Haselnüssen gut verrühren. Dann das Mehl, die Stärke, Backpulver und Gewürze dazugeben. Einen Teig kneten, diesen 20 bis 30 Minuten kühlen.
Auf leicht bemehlter Unterlage 3 mm dick ausrollen. Plätzchen von 5 cm Ø ausstechen. Aus jedem zweiten Plätzchen mit Hilfe eines kleinen Ausstechers von 1,5 cm Ø ein Loch ausstechen. Die Plätzchen auf mit Backtrennpapier belegte Backbleche legen und auf der obersten Schiene im vorgeheizten Backofen bei 200°C in 12 bis 15 Minuten goldbraun backen.
Auf einem Gitter auskühlen lassen.
Die runden Plätzchen dünn mit Johannisbeergelee bestreichen. Die Ringe dünn mit Diabetikersüße bestäuben. Jeweils einen Ring auf das runde Plätzchen setzen.
Beim Verpacken ist es ratsam, zwischen jede Plätzchenschicht ein Stück Pergamentpapier zu legen, damit das gute Aussehen nicht leidet.

Anisplätzchen

30 Stück oder 210 g

Pro 3 Stück oder 21 g: 529 Joule/125 Kalorien, 2 g E, 7 g F, 12 g KH, 1 BE

75 g Butter oder Diätmargarine, 1½ TL flüssiger Süßstoff, 1 EL Fruchtzucker (15 g), 2 Eigelb (Gew.-Kl. 3), 150 g Weizenmehl Type 405, ½ TL Backpulver, 1 leicht gehäufter TL Anis

Das Fett mit dem Süßstoff, Zucker und den Eigelb schaumig rühren. Danach das mit Backpulver gesiebte Mehl und die leicht zerquetschten Anissamen zufügen. Ein Backblech mit Backtrennpapier belegen.
Mit Hilfe eines Teelöffels Häufchen vom Teig aufsetzen. Auf der obersten Schiene im vorgeheizten Backofen nicht zu dunkel bei 180°C in 12 bis 15 Minuten backen. Auf einem Gitter abkühlen lassen.

Tip: Dieses Rezept ist eine vorzügliche Eigelbverwertung. Sie können anstelle von 2 Eigelb aber 1 ganzes Ei nehmen.

Zimttaler

52 Stück oder 450 g

Pro 2½ Stück oder 22 g: 539 Joule/152 Kalorien, 2 g E, 6 g F, 12 g KH, 1 BE

125 g Butter oder Diätmargarine, 2 Eigelb (Gew.-Kl. 3), 40 g Diabetikersüße, 30 g Fruchtzucker, 1 gestrichener TL Zimt, 40 g feingeriebene Mandeln, 200 g Weizenmehl Type 405, 50 g Speisestärke, ½ gestrichener TL Backpulver, 1 Msp. Salz, 2 EL Milch, 1 EL Fruchtzucker (12 g), 1 Msp. Zimt

Das zimmerwarme Fett mit Eigelb und Zucker gut schaumig schlagen. Zimt, Mandeln, Mehl und Stärke mit Backpulver und Salz vermischen und unter die Schaummasse geben. Den Teig in Plastikfolie eingeschlagen für mindestens 30 Minuten im Kühlschrank kühlen. Auf bemehlter Unterlage 3 mm dick ausrollen. Runde Taler von 5 cm ∅ ausstechen. Leicht mit Milch bepinseln, ganz dünn mit einer Mischung aus Fruchtzucker und Zimt bestreuen. Wenn Sie zuviel dieser Mischung aufstreuen, verbrennt die Oberfläche! Die Plätzchen auf der obersten Schiene im vorgeheizten Backofen bei 200 °C in gut 10 Minuten nicht zu dunkel backen. Abkühlen lassen und in gut verschließbare Gefäße verpacken.

Zimtsterne

75 Stück oder 780 g

Pro 5 Stück oder 52 g: 762 Joule/164 Kalorien, 3 g E, 9 g F, 12 g KH, 1 BE

Nicht für Übergewichtige geeignet!

125 g feine Haferflocken, 125 g Butter oder Diätmargarine, ½ Ei (Gew.-Kl. 3), 90 g Diabetikersüße, 100 g Weizenmehl Type 405, 50 g Mandeln, ¾ gestrichener TL Zimt, 1 Msp. Zitronenaromat

50 g der Haferflocken unter stetigem Rühren bei milder Hitze in einer trockenen Pfanne leicht anrösten. Abkühlen lassen. Das zimmerwarme Fett mit Hilfe des Elektroquirls mit Ei und Diabetikersüße schaumig rühren. Die Haferflocken, Mehl, geriebene Mandeln, Zimt und Zitronenaromat zugeben. Die Masse zugedeckt mindestens 30 Minuten kühlen. Zwischen zwei Stück Backtrennpapier etwa ½ cm dick ausrollen, 6 cm große Sterne ausstechen. Auf ein mit Backtrennpapier belegtes Backblech legen.
10 Minuten auf der obersten Schiene bei 200 °C backen.

Vanillemonde

80 Stück oder 400 g

Pro 5 Stück oder 25 g: 475 Joule/108 Kalorien, 2 g E, 6 g F, 12 g KH, 1 BE

100 g Butter oder Diätmargarine, 4 EL saure Sahne (60 g), 1 TL flüssiger Süßstoff, 1 EL Fruchtzucker (15 g), 200 g Weizenmehl Type 405, 1 Päckchen Vanillepuddingpulver (45 g), ½ TL Backpulver, Mark von ¼ Vanilleschote, 1 Pr. Salz, ½ Ei (Gew.-Kl. 3), 2 EL Wasser

Für dieses zarte Gebäck das Fett mit der sauren Sahne, dem Süßstoff und Zucker gut schaumig schlagen. Dann das mit Backpulver gemischte Mehl, das Vanillepuddingpulver und die Gewürze zugeben. Einen weichen Teig kneten, diesen kühl stellen. Auf leicht bemehlter Unterlage 3 bis 4 mm dick ausrollen. Mit Hilfe eines Glases oder Ausstechers Halbmonde ausstechen. Auf ein mit Backtrennpapier belegtes Backblech legen. Mit Ei, das mit Wasser gut verschlagen wurde, schön bepinseln.
Auf der obersten Schiene im vorgeheizten Backofen bei 200°C in 12 bis 15 Minuten goldbraun backen. Auf einem Gitter auskühlen lassen. Dann sorgfältig in gut verschließbare Blechdosen verpacken.

Mandelkipfel

54 Stück oder 500 g

Pro 3 Stück oder 27 g: 437 Joule/103 Kalorien, 2 g E, 8 g F, 12 g KH, 1 BE

Nicht für Übergewichtige geeignet!

225 g Weizenmehl Type 405, 10 g Hefe oder ½ Päckchen Trockenhefe, ⅛ l lauwarme Milch (125 g), 2 EL Fruchtzucker (30 g), 1½ TL flüssiger Süßstoff, 50 g Butter oder Diätmargarine, 2 Eigelb (Gew.-Kl. 3), feingeriebene Schale von ½ ungespritzten Zitrone, 1 EL Zitronensaft, 1 Eiweiß (Gew.-Kl. 3), 75 g feinblättrige Mandeln

Das Mehl in eine Schüssel geben, in die Mitte eine Mulde drücken. Die Hefe mit einem Teil der Milch anrühren, in die Mulde geben. Nacheinander den Süßstoff, das zerlassene Fett, Eigelb und Zitronenschale und -saft dazugeben, auch die restliche Milch. Einen geschmeidigen Hefeteig schlagen. Mit einem Tuch abdecken und an warmer Stelle gehen lassen. Dann zu einer langen Wurst formen, gleichmäßige Stückchen abschneiden. Diese zu kleinen gebogenen Würstchen nachformen. Erst in zerschlagenem Eiweiß, dann in Mandelblättchen wenden und auf ein mit Backtrennpapier belegtes Backblech legen. Achtung, das Gebäck geht noch etwas auf!
Auf der zweiten Schiene von oben im gut vorgeheizten Backofen (200°C) in 20 bis 25 Minuten appetitlich goldbraun backen.
Gut abkühlen lassen. Dieses Gebäck schmeckt frisch am allerbesten.

Mandelringe

34 Stück oder 270 g

Pro 1 Stück oder 8 g: 701 Joule/166 Kalorien, 24 g E, 11 g F, 12 g KH, 1 BE

100 g Weizenmehl Type 405, 25 g Speisestärke, 100 g Butter oder Diätmargarine, 3 hartgekochte Eigelb, 1½ TL flüssiger Süßstoff, 1 EL Fruchtzucker (15 g), Mark von ¼ Vanilleschote, 40 g geschälte geriebene Mandeln, 2 EL Milch

Für den Teig das Mehl mit Stärke mischen, auf die Arbeitsplatte häufen. Das kalte Fett in Flöckchen, die durch ein Sieb gedrückten Eigelb, Süßstoff,

Fruchtzucker, Vanillemark und Mandeln auf den Mehlberg geben. Alle Zutaten rasch mit einem langen Messer verhacken, dann zu einem glatten Teig verkneten. Den Teig kühlen. Dann auf leicht bemehlter Unterlage 3 bis 4 mm dick ausrollen. Kränzchen ausstechen. Auf ein mit Backtrennpapier belegtes Backblech legen. Mit Milch bepinseln.
Auf der obersten Schiene im vorgeheizten Backofen bei 200 °C in 12 bis 15 Minuten goldbraun backen.

Mandelsterne

(Farbabbildung gegenüber Seite 96)
39 Stück oder 300 g

Pro 3 Stück oder 23 g: 620 Joule/149 Kalorien, 3 g E, 9 g F, 12 g KH, 1 BE

Nicht für Übergewichtige geeignet!

135 g geschälte Mandeln, 50 g Butter oder Diätmargarine, 30 g Diabetikersüße, 1 TL flüssiger Süßstoff, 1 Ei (Gew.-Kl. 3), 1 EL weißer Rum oder Kirschwasser, Mark von ⅛ Vanilleschote, 120 g Weizenmehl Type 405 oder halb Type 405 und halb Type 1050, 1 EL Diabetikersüße (15 g)

Die Mandeln zunächst im Backofen blaßgelb rösten, abkühlen lassen und reiben. Sie bekommen durch dieses Verfahren einen besonders guten Geschmack.
Das Fett mit Zucker, Süßstoff, Ei, Rum oder Kirschwasser und Vanilleschote gut schaumig rühren. Dann das Mehl darunterwirken. Den Teig kühlen. Auf leicht bemehlter Unterlage etwa 4 mm dick ausrollen. 6 cm große Sterne ausstechen. Auf einem mit Backtrennpapier belegten Backblech auf der obersten Schiene bei 200 °C in 15 bis 18 Minuten goldbraun backen. Auf einem Gitter auskühlen lassen. Dann dünn mit Diabetikersüße bestäuben. In gut verschließbare Dosen verpacken.

Schokoladenherzen

(Farbabbildung gegenüber Seite 96)
40 Stück oder 290 g

Pro 2½ Stück oder 18 g: 388 Joule/92 Kalorien, 2 g E, 4 g F, 12 g KH, 1 BE

200 g Weizenmehl Type 405, ½ TL Backpulver, 1 Ei (Gew.-Kl. 3), 1½ TL flüssiger Süßstoff, 1 EL Fruchtzucker (12 g), 50 g Butter oder Diätmargarine, 3 Tropfen Rumaroma, 1 EL dunkler Kakao (15 g),

Zum Bepinseln: 1 Eigelb (Gew.-Kl. 3), 2 EL Milch, 25 g Mandelblättchen

Das mit Backpulver vermischte Mehl auf die Arbeitsplatte häufen. Ei, Süßstoff, Zucker, kalte Fettflöckchen, Rumaroma und Kakao dazugeben. Alle Zutaten rasch mit einem langen Messer verhacken, anschließend zum glatten Teig verkneten. 20 Minuten kühlen. Dann auf einer leicht mit Mehl bestäubten Unterlage 3 mm dick ausrollen. 5 cm große Herzen ausstechen. Auf ein mit Backtrennpapier belegtes Backblech legen. Mit einer Mischung aus Eigelb und Milch sorgfältig bepinseln, mit Mandelblättchen bestreuen. Auf der obersten Schiene im vorgeheizten Backofen bei 200°C in 10 bis 12 Minuten nicht zu dunkel backen. Vor dem Verpacken in eine gut verschließbare Dose das Gebäck auf einem Gitter gut auskühlen lassen.

Schokoladen-Orangensterne

28 Stück oder 590 g

Pro 1 Stück oder 21 g: 403 Joule/95 Kalorien, 1 g E, 5 g F, 12 g KH, 1 BE

200 g Weizenmehl Type 405 oder halb Type 405 und Type 1050, 50 g Speisestärke, 1 gestrichener TL Backpulver, 1 Pr. Salz, 50 g Diabetikersüße, 50 g Fruchtzucker, 1 Ei (Gew.-Kl. 3), 100 g Butter oder Diätmargarine, 2–3 EL Milch, feingeriebene Schale von 1 ungespritzten Orange, 100 g geriebene bittere Schokolade

Das Mehl mit Stärke, Backpulver und Salz gemischt auf die Arbeitsplatte häufen. Zucker, Ei und kalte Fettflöckchen sowie die Milch daraufgeben. Alle Zutaten zum Teig verkneten. Erst dann die geriebene Schokolade – wir meinen selbstverständlich Diabetikerschokolade – darunterkneten. Den Teig in einem Plastikbeutel mindestens 30 Minuten im Kühlschrank kühlen.
Auf leicht bemehlter Arbeitsplatte etwa ½ cm dick ausrollen. 6 cm große Sterne ausstechen. Auf ein mit Backtrennpapier versehenes Backblech legen. Bei milder Hitze, also nicht heißer als 180°C, auf der obersten Schiene in 15 Minuten backen. Auf einem Rost abkühlen lassen, dann in verschließbare Dosen verpacken.

Schokoladenplätzchen

52 Stück oder 570 g

Pro 2 Stück oder 22 g: 514 Joule/114 Kalorien, 2 g E, 6 g F, 12 g KH, 1 BE

125 g Butter oder Diätmargarine, 90 g Diabetikersüße, 90 g Fruchtzucker, 4 Eier (Gew.-Kl. 3), 180 g Weizenmehl Type 405, 50 g geröstete, geriebene Haselnüsse, 2 EL dunkler Kakao (30 g), 1 gestrichener TL Backpulver, 1 Msp. Zitronenaromat

Die Butter oder Margarine mit Zucker und den Eiern in einer Schüssel am besten mit dem Elektroquirl gut schaumig schlagen. Das Mehl mit Haselnüssen, Kakao, Backpulver und dem Zitronenaromat vermischen und unter die Eischaummasse geben.
Auf ein mit Backtrennpapier belegtes Backblech 52 Häufchen setzen. Dabei etwas Zwischenraum lassen, weil die Plätzchen während des Backens breit auslaufen.
Auf der obersten Schiene im vorgeheizten Backofen bei 200°C in etwa 15 Minuten nicht zu dunkel backen. Nach Erkalten in verschließbare Dosen verpacken.

Haselnußtaler

20 Stück oder 340 g

Pro 2 Stück oder 34 g: 828 Joule/197 Kalorien, 3 g E, 15 g F, 12 g KH, 1 BE

Nicht für Übergewichtige geeignet!

100 g Butter oder Diätmargarine, 1 Ei (Gew.-Kl. 3), 2 EL Fruchtzucker (30 g), 1 TL flüssiger Süßstoff, 1 Pr. Salz, Mark von 1 Vanilleschote, 50 g Weizenmehl Type 405, 50 g Weizenmehl Type 1050, 100 g geriebene Haselnüsse

Das Fett mit Ei, Fruchtzucker, Süßstoff, Salz, Vanilleschote, Mehl und Haselnüssen in eine Schüssel geben. Dann alle Zutaten mit dem Knethaken des Elektroquirls zum glatten Teig vermischen. Eine 3 bis 4 cm dicke Rolle formen. Diese in Pergamentpapier eingeschlagen 15 Minuten kühlen lassen. In 20 Stücke schneiden. Jedes Teigstück in den hohlen Händen zu einer Kugel formen, diese dann etwas flachdrücken. Auf ein mit Backtrennpapier belegtes Backblech legen. Auf der obersten Schiene etwa 15 Minuten im vorgeheizten Backofen (200 °C) goldbraun backen. Nach dem völligen Erkalten in eine verschließbare Dose packen.

Non-Plus-Ultra

(Farbabbildung gegenüber Seite 97)
58 Stück oder 520 g

Pro 3½ Stück oder 35 g: 667 Joule/157 Kalorien, 2 g E, 12 g F, 12 g KH, 1 BE

180 g Butter oder Diätmargarine, 2 EL Sahne (30 g), ½ Ei (Gew.-Kl. 3), 15 g Hefe oder knapp 1 Päckchen Trockenhefe, 1 Msp. Salz, 250 g Weizenmehl Type 405 oder halb Type 405 und halb Type 1050, 2 EL Milch, 40 g Fruchtzucker

Zunächst die zimmerwarme Butter oder Margarine mit Sahne, Ei, Hefe und Salz verrühren. Dann das Mehl darunterkneten. Auf leicht bemehlter Unterlage den Teig 3 bis 4 mm dick ausrollen. Beliebige Plätzchen ausstechen. Mit Milch bepinseln, dünn mit Zucker bestreuen. Auf ein mit Backtrennpapier belegtes Backblech legen. 5 Minuten gehen lassen. Auf der obersten Schiene im vorgeheizten Backofen bei 200 °C in 12 bis 15 Minuten nicht zu dunkel backen. Auf einem Gitter abkühlen lassen. Obschon der Teig keinen Zucker enthält, sind diese Plätzchen vorzüglich.

Tips: Der Anteil für die Normalköstler wird nicht mit Fruchtzucker, sondern mit grobem Hagelzucker bestreut. Oder geben Sie auf einen Teil des Gebäcks Mohnsamen oder Kümmel.

Gewürzplätzchen

45 Stück oder 600 g

Pro 1½ Stück oder 20 g: 332 Joule/78 Kalorien, 1 g E, 4 g F, 12 g KH, 1 BE

1 Ei (Gew.-Kl. 3), 120 g Diabetikersüße, ⅛ l Sahne (125 g), 50 g geriebene Haselnüsse, 200 g Weizenmehl Type 1050, 1 EL Lebkuchengewürz, 1 EL Zimt, 1 Pr. Salz

Zunächst das Ei mit Zucker und Sahne schaumig rühren. Dann die Haselnüsse und das mit den Gewürzen gesiebte Mehl dazugeben. Den Teig 30 Minuten kühlen.
Auf das Backblech ein Backtrennpapier legen, darauf den Teig geben und darauf wiederum ein zweites Stück Papier. Nun den Teig in Größe des Backblechs ausrollen, zum Schluß das Deckpapier abziehen.
Auf der zweiten Schiene von oben im vorgeheizten Backofen bei 175 °C in 35 bis 40 Minuten backen.
Erkaltet in Dosen packen.

Haferflockenplätzchen

44 Stück oder 650 g

Pro 2 Stück oder 30 g: 469 Joule/110 Kalorien, 2 g E, 6 g F, 12 g KH, 1 BE

125 g Butter oder Diätmargarine, 150 g Diabetikerzucker, 1 Ei (Gew.-Kl. 3), 1 Pr. Salz, 80 g geschälte geriebene Mandeln, 100 g feine Haferflocken, 80 g Weizenmehl Type 405, 1 gestrichener TL Backpulver, 50 g bittere Diabetikerschokolade

Für den Rührteig zunächst das Fett mit Zucker und Ei sehr schaumig rühren. Dann das Salz, Mandeln, Haferflocken und mit Backpulver gemischtes Mehl darunterkneten. Den Teig zu einer daumendicken Rolle formen. Gleichmäßige Stücke abschneiden, diese zu Kugeln ausformen. Auf ein mit Backtrennpapier belegtes Backblech legen.
15 Minuten auf der obersten Schiene im vorgeheizten Backofen bei 200 °C backen. Auf einem Gitter erkalten lassen. Die Schokolade bei milder Hitze auf Wasserbad schmelzen lassen. Mit Hilfe einer Gabel die Schokolade in ungleichmäßigen Streifen auf die Plätzchen verteilen.

Zitronenherzen

54 Stück oder 430 g

Pro 3 Stück oder 24 g: 524 Joule/114 Kalorien, 2 g E, 6 g F, 12 g KH, 1 BE

125 g Butter oder Diätmargarine, 2 Eigelb (Gew.-Kl. 3), 40 g Fruchtzucker, ½ TL flüssiger Süßstoff, 1 Pr. Salz, feingeriebene Schale von 1 ungespritzten Zitrone, 1 EL Zitronensaft, 125 g Weizenmehl Type 405, 125 g Weizenmehl Type 1050, 1 gestrichener TL Backpulver

Das Fett mit Eigelb, Zucker, Süßstoff und Zitrone schaumig rühren. Das mit Backpulver gesiebte Mehl darunterkneten. Den Teig eine Stunde kühl stellen. Auf leicht bemehlter Unterlage etwa 3 mm dick ausrollen. Herzen von 6 cm Größe ausstechen. Auf ein mit Backtrennpapier belegtes Backblech geben. Auf der obersten Schiene im vorgeheizten Backofen bei 200°C in 8–10 Minuten nicht zu dunkel backen.

Bunte Gewürztaler

36 Stück oder 470 g

Pro 2 Stück oder 27 g: 804 Joule/200 Kalorien, 3 g E, 10 g F, 12 g KH, 1 BE

125 g Butter oder Diätmargarine, 50 g Fruchtzucker, 1 TL flüssiger Süßstoff, 150 g geriebene Haselnüsse, 150 g Weizenmehl Type 405 oder je 75 g Type 405 und Type 1050, feingeriebene Schale von ½ ungespritzten Zitrone, ½ TL Zimt, 1 Msp. Nelken, 1 Pr. Muskat, 40 g Mandelstifte, 5 Belegkirschen

Das weiche Fett mit Zucker und Süßstoff schaumig rühren. Die Haselnüsse und das mit den Gewürzen gemischte Mehl nach und nach zufügen. Gut kirschgroße Kugeln formen. Auf ein mit Backtrennpapier belegtes Backblech legen. Jeweils mit 3 Mandelstiften garnieren. In die Mitte ein Stückchen Kirsche drücken. Auf der obersten Schiene im vorgeheizten Backofen bei 200°C in 15 bis 20 Minuten backen. Abkühlen lassen und bis zum Verzehr in verschließbare Dosen packen.

Adventswaffeln

11 Stück Herzchenwaffeln von je 55 g

Pro Stück: 799 Joule/173 Kalorien, 4 g E, 12 g F, 12 g KH, 1 BE

125 g Butter oder Diätmargarine, 3 TL flüssiger Süßstoff, 3 Eier (Gew.-Kl. 3), 1 TL Lebkuchengewürz, 125 g Weizenmehl Type 405, 1 TL Backpulver, knapp ¼ l Milch (250 g), 2 EL Diabetikersüße

Butter oder Margarine mit Süßstoff und Eiern gut schaumig rühren. Das Lebkuchengewürz und das mit Backpulver gemischte Mehl abwechselnd mit der Milch dazugeben. Den Teig kräftig durchschlagen. 20 Minuten quellen lassen. Waffeleisen aufheizen, mit einer Speckschwarte ausfetten. Nach und nach knusprige Waffeln backen. Auf einem Gitter auskühlen lassen. Dünn mit Diabetikersüße bestäuben. Frisch aus dem Eisen schmecken sie am besten.

Tip: Stellen Sie für Normalköstler eine Schüssel mit Schlagsahne, die mit Vanille abgeschmeckt wurde, dazu.

Vollkorn-Nußwaffeln

(Farbabbildung gegenüber Seite 97)
11 Stück Herzwaffeln von je 40 g

Pro Stück: 854 Joule/203 Kalorien, 3 g E, 16 g F, 12 g KH, 1 BE

Nicht für Übergewichtige geeignet!

150 g Butter oder Diätmargarine, 2 TL flüssiger Süßstoff, 3 Eier (Gew.-Kl. 3), Mark von ¼ Vanilleschote, 100 g Weizenmehl Type 1050, 50 g geriebene Haselnüsse, ½ TL Backpulver, 2 EL Rum (30 g), 1/10 l Milch (100 g), 2 EL Diabetikersüße (30 g)

Die Butter oder Margarine mit Süßstoff und den Eiern am besten mit dem Elektroquirl gut schaumig schlagen. Das Vanillemark, Mehl, Haselnüsse, Backpulver und Rum abwechselnd mit der Milch zufügen. Den Teig an kühler Stelle 20 Minuten quellen lassen.

Das Herzchenwaffeleisen mit einer Speckschwarte ausfetten. Jeweils eine Kelle Teig hineingeben und goldbraune knusprige Waffeln backen. Frisch, leicht mit Diabetikersüße überpudert, schmecken sie vorzüglich.

Blitzwaffeln

5 Stück Herzchenwaffeln von je 66 g

Pro Stück: 601 Joule/142 Kalorien, 5 g E, 3 g F, 24 g KH, 2 BE

2 Eier (Gew.-Kl. 3), knapp ¼ l Mineralwasser, ¼ TL Salz, 125 g Weizenmehl Type 405 oder halb Type 405 und halb Type 1050, 2 EL Diabetikersüße

Die Eier mit Mineralwasser und Salz zunächst verschlagen. Das Mehl mit einem Mal in die Schüssel geben, dann verschlagen. So bilden sich keine Klumpen. Den Teig 20 bis 30 Minuten quellen lassen.

Ein Waffeleisen mit Herzchenmuster gut aufheizen. Mit der Speckschwarte ausfetten. Nach und nach goldbraune Waffeln backen. Sofort aus dem Eisen, also noch heiß, mit Diabetikersüße bestreut servieren. Wenn die Waffeln längere Zeit stehen, werden sie leider weich.

Tips: Geben Sie zur Abwechslung etwas Zimt unter die Diabetikersüße. Oder servieren Sie diese Waffeln mit Quark, der mit Milch, Süßstoff und Beerenobst verschlagen wurde.

Sandwaffeln

8 Stück Herzchenwaffeln von je 50 g

Pro Stück: 1153 Joule/250 Kalorien, 3 g E, 14 g F, 28 g KH, 2½ BE

125 g Butter oder Diätmargarine, 50 g Diabetikersüße, 50 g Fruchtzucker, 2 Eier (Gew.-Kl. 3), feingeriebene Schale von ¼ ungespritzten Zitrone, 100 g Weizenmehl Type 405, 50 g Speisestärke, 1 Msp. Backpulver, 1 EL Zitronensaft

Für diesen feinen Waffelteig das zimmerwarme Fett mit Zucker, Süßstoff, Eiern und Zitronenschale mit Hilfe des Elektroquirls gut schaumig schlagen. Dann das mit Stärke und Backpulver gesiebte Mehl sowie den Zitronensaft unterrühren.

Ein Waffeleisen gut aufheizen, mit einer Speckschwarte ausfetten. Nacheinander goldbraune Herzchenwaffeln backen. Auf einem Gitter abkühlen lassen und nach Möglichkeit sogleich verspeisen.

Nährwerttabelle für die Backstube der Diabetiker und Übergewichtigen

Lebensmittel je 100 g verwertbarer Anteil	Joule	Kalorien	Eiweiß	Fett	Kohlen-hydrate	BE total	1 BE (oder 12 g KH) ist enthalten in g:
Ananas, frisch	234	56	0,5	0,2	13,2	1,1	90
Ananas, aus dem Glas für Diabetiker	132,7	2,7	0,4	–	7,5	0,62	160
Apfelmus, ungesüßt	255	61	0,2	0,2	14,7	1,23	81
Äpfel	251	60	0,2	0,6	13,5	1,1	88
Apfelsinen	222	53	1	0,2	11,9	1	100
Aprikosen	230	55	1	0,2	12,3	1	98
Aprikosen aus dem Glas für Diabetiker	153	36	–	–	–	–	150
Birnen aus dem Glas für Diabetiker	163	38,7	–	–	8,7	0,7	138
Brombeeren	205	49	1,2	1	8,7	0,7	138
Buchweizenmehl	1470	351	11,7	2,7	70	5,8	17,2
Butter	3167	754	0,7	83,2	0,7	0,1	1000
Buttermilch	172	41	4	1	4	0,3	300
Champignons	113	27	2,7	0,3	3,3	0,3	334
Diabetikersüße	1700	400	–	–	100	8,3	12
Diabetikerschokolade siehe Schokolade							
Ei (1 = 63,5 g)	378	90	6,7	6	0,4	–	3000
Eigelb (1 = 17 g)	252	60	2,8	5,4	0,1	–	–
Eiweiß (1 = 31 g)	63	15	3,3	0,1	0,3	–	2000
Emmentaler Käse 40% i. Tr.	1672	398	27,4	30,5	–	–	–
Erdbeeren	155	37	0,8	0,5	7,3	0,6	167
Fruchtzucker (Fructose, Laevulose)	1700	400	–	–	100	8,3	12
Goudakäse 40% i. Tr.	1613	384	25,5	29,2	–	–	–
Grahammehl Type 1700	1421	340	11,75	2,05	70,9	5,9	17
Hackfleisch (50% Tatar, 50 % Schweinefilet)	590	140	19,9	6,8	–	–	–
Haferflocken	1682	402	14	7	66	5,5	18
Haferflocken, Vollkorn-	1623	382	12,5	7,5	66,2	5,3	18
Haselnüsse	2755	656	13	61	13,7	1,14	88

Lebensmittel je 100 g verwertbarer Anteil	Joule	Kalorien	Eiweiß	Fett	Kohlen-hydrate	BE total	1 BE (oder 12 g KH) ist ent-halten in g:
Hefe	403	96	12,1	0,4	11	0,9	110
Heidelbeeren	264	63	0,7	0,6	13,7	1,1	90
Himbeeren	192	46	1,3	0,4	9,3	0,8	129
Honigmelone siehe Melone							
Hüttenkäse 20% i. Tr.	454	108	14	4,5	–	–	–
Joghurt, mager	160	38	4,4	0,1	4,9	0,4	244
Joghurt, 1,5%	202	48	3,6	1,6	4,7	0,41	245
Joghurt 3,5%	286	68	3,9	3,8	4,6	0,38	260
Johannisbeeren, rot	188	45	1,1	0,2	9,7	0,8	125
Kakaopulver, stark entölt	1142	272	24	12	17	1,42	70
Kartoffeln, gekocht o. Sch.	301	72	1,9	–	16	1,33	77
Käse, Schnitt- 20% i. Tr.	779	186	25,2	8,9	–	–	–
Kirschen, sauer	259	62	1,1	0,4	13,6	1,1	91
Kirschen, sauer, aus dem Glas, für Diabetiker	168	40	–	–	8,7	0,7	138
Kirschwasser (klar)	987	235	–	–	–	–	–
Kiwi	167	40	1	0,5	9,1	0,8	130
Kokosflocken	2492	604	5,6	62	6,4	0,5	188
Krabben	336	80	16,4	0,4	–	–	–
Lachs	689	164	21,1	8,9	–	–	–
Lauch	113	27	1,8	0,4	4	0,3	334
Magerjoghurt siehe Joghurt							
Magermilch siehe Milch							
Mandarinen	201	48	0,7	0,3	10,6	0,9	115
Mandeln	2688	640	19	54	19,5	1,63	61
Margarine	3062	729	0,5	80,5	0,5	–	–
Marmelade, Diabetiker-	837	200	–	–	50	4,16	24
Mehl siehe Weizen- und Roggen-							
Melone, Honig-, geschält	90	21	0,6	–	5	0,4	250
Milch, Mager- 0%	143	34	3,5	0,1	4,8	0,4	250
Milch, 1,5% fettarm	189	45	3,3	1,5	4,7	0,39	255
Milch, 3,5% Trinkmilch	269	64	3,2	3,5	4,7	0,39	255
Mohn	2205	525	20	41	8	0,7	143
Möhren, roh	172	41	1,1	–	0,2	8,7	72,5
Muscheln	307	73	11,7	0,9	–	–	–
Öl	3776	899	–	99,9	–	–	–
Oliven, grün	548	131	1,4	13,3	1,5	0,1	1000
Paniermehl	1466	349	13	1	72	6	16,7
Paprika, frisch	100	24	1,2	0,3	4,1	0,3	334
Parmesankäse 45% i. Tr.	1634	389	35,6	25,8	–	–	–
Pfirsich	180	43	0,7	0,1	9,8	0,8	125
Pfirsich aus dem Glas für Diabetiker	130	31	–	–	7	0,6	171

Lebensmittel je 100 g verwertbarer Anteil	Joule	Kalorien	Eiweiß	Fett	Kohlenhydrate	BE total	1 BE (oder 12 g KH) ist enthalten in g:
Pflaumen	280	67	0,6	0,1	10	0,8	125
Pinienkerne	2831	674	13	60	20,5	1,7	59
Quark, mager	340	81	17,2	0,6	–	–	–
Roggenmehl Type 1150	1434	337	8	1,4	70,8	5,8	16,9
Roggenbackschrot Type 1800	1320	311	11,2	1,4	61,6	5,1	19,6
Sahne 30%	1298	309	2,4	31,7	3,4	0,35	283
Sahne, sauer	479	114	3	10	4	0,33	300
Sauerteig	660	155	5,6	0,7	30,8	2,56	39
Sauerkraut	103	25	1,5	0,3	4	0,3	334
Schattenmorellen siehe Kirschen sauer							
Schichtkäse 20% i. Tr.	462	110	119	5	–	–	–
Schinken, gekocht	1105	263	19,5	20,6	–	–	–
Schinken, roh	1613	384	16,9	35	–	–	–
Schlagschaumpulver	2415	575	14	38	44	3,66	27
Schnittkäse siehe Käse							
Schokolade-Diabetiker, bitter	2240	529	5	33	52	4,33	23
Sellerie	159	38	2	–	7	0,6	171
Sesamsamen	2495	594	20	50	16	1,3	77
Sirup, Diabetiker-	1362	312	–	–	78	6,5	15
Sonnenblumenkerne, geschält	2201	524	27	36	23	1,9	53
Speisestärke	1470	350	0,4	0,2	86,8	7,2	13,9
Stachelbeeren	159	38	0,8	0,2	8,3	0,7	143
Tatar	496	118	21,2	3,7	–	–	-
Tomaten	88	21	1,1	0,2	3,7	0,3	343
Thunfisch in Öl	1189	283	23,8	20,9	–	–	–
Vollkornhaferflocken siehe Haferflocken							
Vollkornschrot siehe Roggen- oder Weizenschrot							
Wassermelone	113	27	0,6	0,2	5,6	0,5	200
Walnüsse	2898	690	15	64	13,5	1,12	89
Wein, rot (Diabetikerwein)	311	74	0,1	–	0,5	–	–
Wein, weiß (dto.)	273	65	0,1	–	2,5	–	–
Weizenkleie	1516	361	16	4,65	51,2	4,3	23,4
Weizenmehl, Type 405	1473	347	10,6	1	73,7	6,1	16,4
Weizenmehl, Type 1050	1461	344	11,6	1,8	68,4	5,7	17,6
Weizenvollkornmehl, Type 1700	1370	315	12	2	65	5,3	18
Wiener Würstchen	1037	247	14,9	20,8	–	–	–
Wurst, Geflügel-	453	108	16,2	4,8	–	–	–
Zwiebeln	167	40	1,5	0,2	8,1	0,7	143

Alphabetisches Register der Rezepte